中国医学临床百家

马 遂 姚崇华 / 主编

临床病理生理

马遂 姚崇华 观点

U0333349

科学技术文献出版社
SCIENTIFIC AND TECHNICAL DOCUMENTATION PRESS

·北京·

图书在版编目（CIP）数据

临床病理生理马遂　姚崇华观点／马遂，姚崇华主编. -- 北京：科学技术文献出版社，2024.9. -- ISBN 978-7-5235-1834-2

Ⅰ. R363

中国国家版本馆 CIP 数据核字第 2024GB9949 号

临床病理生理马遂　姚崇华观点

策划编辑：邓晓旭　责任编辑：孔荣华　邓晓旭　责任校对：张　微　责任出版：张志平

出　版　者	科学技术文献出版社	
地　　　址	北京市复兴路 15 号　邮编　100038	
编　务　部	（010）58882938，58882087（传真）	
发　行　部	（010）58882868，58882870（传真）	
邮　购　部	（010）58882873	
官　方　网址	www.stdp.com.cn	
发　行　者	科学技术文献出版社发行　全国各地新华书店经销	
印　刷　者	北京虎彩文化传播有限公司	
版　　　次	2024 年 9 月第 1 版　2024 年 9 月第 1 次印刷	
开　　　本	710×1000　1/16	
字　　　数	177 千	
印　　　张	19.25　彩插 8 面	
书　　　号	ISBN 978-7-5235-1834-2	
定　　　价	128.00 元	

序
Preface

韩启德

欧洲文艺复兴后，以维萨利发表《人体构造》为标志，现代医学不断发展，特别是从 19 世纪末开始，随着科学技术成果大量应用于医学，现代医学发展日新月异，发生了根本性的变化。

在过去的一个世纪里，我国现代化进程加快，现代医学也急起直追。但由于启程晚，经济社会发展落后，在相当长的时期里，我国的现代医学远远落后于发达国家。记得 20 世纪 50 年代，我虽然生活在上海这个最发达的城市里，但是母亲做子宫切除术还要到全市最高级的医院才能完成。我患猩红热继发严重风湿性心包炎，只在最严重昏迷时用过一点青霉素。20 世纪 60—70 年代，我从上海第一医学院毕业后到陕西农村基层工作，在很多时候还只能靠"一根针，一把草"治病。但是改革开放仅仅 30 多年，我国现代医学的发展水平已经接近发达国家。可以说，世界上所有先进的诊疗方法，中国的医生都能做，有的还做得更好。更为可喜的是，近年来我国医学界开始取得越来越多的原创性成果，在某些点上已经处于世界领先地位。中国医生已经不再盲从发达国家的疾病诊疗指南，而能根据我们自己的经验和发现，根据我国自己的实际情况制定临床标准和规范。我们越来越有自己的东西了。

要把我们"自己的东西"扩展开来，要获得越来越多"自己的东西"，就必须加强学术交流。我们一直非常重视与国外的学术交流，第一时间掌握国外学术动向，越来越多地参与国际学术会议，有了"自己的东西"也总是要在国外著名刊物去发表。但与此同时，我们更需要重视国内的学术交流，第一时间把自己的创新成果和可贵的经验传播给国内同行，不仅为加强学术互动，促进学术发展，更为学术成果的推广和应用，推动我国医学事业发展。

我国医学发展很不平衡，经济发达地区与落后地区之间差别巨大，先进医疗技术往往只有在大城市、大医院才能开展。在这种情况下，更需要采取有效方式，把现代医学的最新进展以及我国自己的研究成果和先进经验广泛传播出去。

基于以上考虑，科学技术文献出版社精心策划出版"中国医学临床百家"丛书。每本书涵盖一种或一类疾病，由该疾病领域领军专家撰写，重点介绍学术发展历史和最新研究进展，并提供具体临床实践指导。临床疾病上千种，丛书拟以每年百种以上规模持续出版，高时效性地整体展示我国临床研究和实践的最高水平，不能不说是一个重大和艰难的任务。

我浏览了丛书中已经完稿的几本书，感觉都写得很好，既全面阐述了有关疾病的基本知识及其来龙去脉，又介绍了疾病的最新进展，包括作者本人及其团队的创新性观点和临床经验，学风严谨，内容深入浅出。相信每一本都保持这样质量的书定会受到医学界的欢迎，成为我国又一项成功的优秀出版工程。

"中国医学临床百家"丛书出版工程的启动，是我国现代医学百年进步的标志，也必将对我国临床医学发展起到积极的推动作用。衷心希望"中国医学临床百家"丛书的出版取得圆满成功！

是为序。

2016 年作于北京

作者简介

马遂，中国医学科学院北京协和医院教授、博士研究生导师。1970年毕业于中国协和医科大学医学系。曾任中华医学会急诊医学分会副主任委员、北京协和医院副院长、北京协和医院急诊科主任。其具备深厚和广博的急诊和重症医学基础知识，在长期从事的危重病临床实践中积累了丰富的救治经验，尤其是对各类急性呼吸衰竭、循环衰竭、多脏器功能衰竭等疾病具有很强的现场综合救治能力。

姚崇华，首都医科大学附属北京安贞医院研究员、博士研究生导师。1970年毕业于中国协和医科大学，研究生阶段师从吴英恺教授、何观清教授，曾留学于美国明尼苏达大学。曾任北京市心血管疾病防治办公室主任，北京市高血压防治学会副会长，国家心血管病中心专家委员会委员。主要从事心血管流行病学研究、高血压的诊断、治疗与预防。曾获得北京市科技进步奖，卫生部科技进步奖和国家科技进步奖二等奖。发表论文100余篇，主编和参编著作25部。

前 言

由于人体的复杂，导致我们对自身的认识还非常有限。尽管我们已经从多维度、多层次进行了学习，如宏观微观、系统局部、进化退化、组织胚胎、结构功能、遗传变异、基因蛋白、综合还原、社会自然等，但是我们还是知之甚少，而且常常是片段的，相互的连贯性也不足。人体的知识真是浩瀚的大海。

医学是人体知识的实际应用，相对于传统中医现代医学在我国被称为西医，西医重解剖结构，学科划分基本以脏器为本，检查手段以医学影像、实验室检验为重，最终诊断以病理学结论为据。与解剖结构相伴而行的是功能。西医基础课的生理学和病理生理学都是讲功能，临床也有多处对功能的描述，近年来这种描述逐渐增多，更多出现在危重病学、急诊医学、老年病学等这些新学科中，这些新学科目前已成为大、中型医院的标配，它们的专业基础已不再是解剖而是功能，是临床生理和病理生理。

其实，人死亡没有死于"解剖结构衰竭"的，而只有功能衰竭，临床种种症状和不适也绝大多数来自功能的紊乱或低下，功能学知识常不是基于看得见摸得着的数据和图像，有时要用逻辑推理和理性分析，个别时候甚至可能只是感觉。目前，它还不够系统，确实值得更多的重视。

在中国，本土的传统医学（中医）近百年来已逐渐让出主流地位，但它仍然得到众多国人的信任，中医流传千年自有它的道理，其中十分突出的是它模糊解剖而重视功能，它的理论虽年迈难懂，但可以确认它是从功能角度看人体的，而且有朴素的哲学思想为核心。

既然都是看人体功能，中西医就该有共同语言。中西医结合是国家卫生工作方针之一，是正确的，在生理与病理生理、人体功能学的基础上应有机会融古今中外于一炉。

出于这样的认识，笔者试图结合自己的经验，从功能的角度回顾现代医学在这方面的知识，也力所能及地结合了一些中医描述。囿于知识经验，自知挂一漏万难能周全，甚至错误，对一些重要功能如生殖、造血、皮肤等也因知识所限未有涉及。作为一种尝试，在支持急诊医学、危重病医学、老年医学理论基础的同时，希望抛砖引玉，引发对人体功能学和中西医理论结合的重视。

马 遂 姚崇华

图书推荐

　　本书的两位作者都是 20 世纪 60 年代从北京中国协和医科大学毕业，接受过自然科学、基础医学和临床医学系统性学习的德高望重的协和教授。马遂教授曾任中华医学会急诊医学分会副主任委员、北京协和医院副院长、北京协和医院急诊科主任。姚崇华研究员长期从事心血管病尤其是高血压的防治工作，曾任北京市心肺血管疾病研究所副所长和北京心血管防治办公室主任。

　　作为马遂教授的学生，很荣幸能有机会再次拜读先生的著作并有所收获。马遂教授是大家一直景仰的老师，他对医学孜孜不倦的热爱、淡泊名利的处世之道，一直深刻影响着我们。也因他曾经的付出和奋斗，才有今天北京协和医院急诊科的实力和壮大。

　　现代医学以人体脏器病理解剖为基础，分科越来越细，但也越来越"渊而不博"。在以分子、基因为重点研究方向的今天，临床病理生理是让人体回归为一个有机整体的重要补充，也是急诊医学、危重病医学、老年医学等新兴学科的专业思想和理论基础。

　　两位作者在长期的临床实践中，把基础科学和临床医学紧密联系，总结写下了这本《临床病理生理马遂　姚崇华观点》。这本书以人体的功能为出发点，从人体的总体角度，用病理生理学的语言深入浅出地描述了人体的各个功能组成，系统地介绍了循环、气体交换、消化、代谢、排泄、运动、免疫、应激、中枢等各个功能器官的生理学构成和运行机理，并结合临床上实际碰到的患者常见疾病和表证进行解释和归类，最后还从病理生理学的角度对中医辨证表证进行了合理解释。其中有大量的公式、图片，对急诊重症医生理解临床患者的病理生理状态、判断患者的治疗方向起到重要作用。其立意高远，结构严谨，内容丰富，既可以作为急诊重症医学生树立整体思维的启蒙书，也可以作为急诊重症医生案头的工具书。本书凝集了两位作者多年来的临床实践经验、研究总结所形成的学术观点，是他们毕生学术思想的结晶，也为我们今后的研究提供了启示。我们向临床医学生、住院医师及更高阶的中西医师推荐此书，作为开拓思路、理解人体功能运作的参考。

　　传承是对历史最好的致敬，在本书付梓之际，我们愿每位读者细读此书后均能有所收获。在此，衷心祝愿马遂教授、姚崇华研究员身体健康，平顺充实，并在医学的道路上影响更多的人！

目 录
Contents

中国医学临床百家

01 循环功能

　　循环可以分为两部分：大血管内循环和微循环，它们在解剖上相连续、功能上相关联，两者相互协同、共同运作。但两者毕竟各有独立性，功能强度也并非总是一致，前者是条件，后者是目的，循环最终的目标效应发生在组织微循环。大血管内循环不好微循环一定不好，但大血管内循环好微循环不一定也好，用逻辑学语言说，前者是后者的必要条件但不是充分条件。

一、大血管内循环的血流动力学

　　大血管内循环是血液作为流体在大血管中流动，遵循流体在管道中流动的物理力学原则（图 1 - 1），在人体称血流动力学。

　　图 1 - 1 的前提是 A、B 点之间管道通畅，管道内流体流量 F，它的大小与 A、B 两点间压力差（ΔP）成正比，而与管道内 A、B 点间阻力（R）成反比。

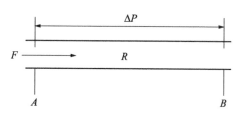

图 1 - 1 血流动力力学原则示意图

$$F = \frac{\Delta P}{R}$$

人体大血管系统的结构虽极复杂，其中的血流方式也多变，但仍基本符合以上物理规律，F 是血管内的整体流量，即心输出量（cardiac output，CO），对应的体循环压力差 ΔP 是动脉血压（blood pressure，BP）与中心静脉压（central venous pressure，CVP）的差，R 是外周血管总阻力（total peripheral resistance，TPR）。

$$CO = \frac{BP - CVP}{TPR}$$

大血管内循环血流动力学的这个公式在临床十分重要，是调节血压进行血压管理、休克治疗，以及调节大血管内血流量的基本理论。

二、大血管内循环八要素

大血管内循环由多要素决定，主要包括心肌收缩性即泵功能、小动脉阻力、血压、血容量、大静脉张力、组织中微小动静脉间短路（a-v 短路）开放程度、主干动脉通畅性、心脏电生理等八项，其中除血压是因变量，其他七项均为自变量，各要素间相互独立又互相依存和互相调节。

1. 泵功能

（1）什么是泵功能？

泵功能主要是心室肌肉的收缩和舒张能力。心肌的节律性主动收缩和主动舒张形成心脏搏动，结合三尖瓣、二尖瓣、主动脉瓣各瓣膜的单向启闭推动血液定向流动，心肌收缩这种对抗血管和血流阻力并形成对血流的推动力是为泵功能的基础。它的要素有心肌收缩性（contractility）及其效率（能效关系，performance）两部分合成，收缩性以心肌收缩的速率和力度表示，可由左右心室压力曲线在收缩时相的上升斜率和高度进行描述，心肌收缩效率则以收缩时心肌纤维缩短的比率作为标志。

（2）泵功能如何临床测量？

反映泵功能的最主要指标是心室收缩末容量和舒张末容量，两者的差是每搏搏出量（stroke volume，SV），临床对它们的科学客观测量均有困难，现今临床对泵功能的量化测定多使用超声技术测定射血分数（ejection fraction，EF）和有创或无创技术的血流动力学监测来实施，测定的心输出量是每搏搏出量与心率的乘积，也常作为泵功能指标。此外，在血流动力学临床测定的基础上还可以按物理学原理计算每搏做功或每搏做功指数［（stroke work，SW）或（stroke work index，SWI）］。

临床量化观测泵功能需要一些技术手段不易实施，医师更多还是采用综合观察，纽约心脏病协会早年描述的心功能四级判定原则至今仍被广泛应用，稍作修订可表述为以下 A ~ E 的五级。

A：无症状，日常活动不受限，泵功能正常。

B：安静时无心慌气短，动脉血氧分压（PaO_2）偏低但正常范围，胸部 X 线平片（chest X-ray，CXR）肺纹理重（心源性），可能有颈静脉扩张和肝大，日常轻微活动或应激情况下心率加快伴轻度呼吸困难，休息后缓解。

C：安静时 PaO_2 < 75 mmHg，心率不稳定，可能有自发性阵发心律减慢或加快，轻微活动后中重度呼吸困难及心率加快，或心律失常增多，快速输液、情绪激动等可诱发肺底啰音的增加和（或）粉红色泡沫痰，但停止快速输液、纠正心律失常或控制应激后能较快消失；CXR 支持肺间质水肿，肝颈回流试验可疑，可能检出少量腹水和下肢午后水肿。

D：安静休息时也有较持续的心悸和"上不来气"，CXR 心界明显增大，肺门增宽，肺泡性肺水肿，安静时即可闻及肺底细小啰音，经常粉红色泡沫痰；可能多量腹水和肝颈回流试验阳性，可能持续下肢浮肿。但以上症状对治疗有反应。

E：持续粉红色泡沫痰、HR 快或慢、低心排、心源性低灌注，且对药物治疗不敏感。

（3）影响泵功能的因素

影响泵功能的因素主要有四个来源：①心脏自身原因，如心肌结构、灌注代谢等的多种心脏自身因素，临床各种器质性心脏病，如先心病、缺血性心脏病、心肌病、瓣膜病等的泵功能障碍属此类。②重大的心脏电生理异常和心率。③生命中枢调控异常。④心室前、后负荷过重。

1）心室前负荷

心室前负荷的原意是指舒张末心肌纤维的牵张长度，这个长度目前临床无法测定，但可用舒张末心室容量替代，在一定限制条件下又可用心室舒张期充盈压代替。从临床可操作角度，可测量肺动脉楔压（wedge pressure，WP）和中心静脉压分别代替左心室舒张末压和右心室舒张末压。测量肺动脉楔压可经中心静脉和右心室在肺动脉中插入一根带小型气囊的漂浮导管（Swan-Ganz catheter）测得，它以压力传递的物理原则可以代替左心室舒张末压。这样的两个压力可以在临床上粗略代表左、右两心室的前负荷。

2）心室后负荷

心室后负荷指血管系统包括血流黏滞度对心肌收缩所产生血流的阻抗，左心室的后负荷可以外周血管总阻力表示，右心室的后负荷以肺循环总阻力（pulmonary vascular resistance，PVR）表示。

3）心脏泵功能与其前后负荷的相关关系

循环生理中有 Frank-Starling's 心功能定律，描述心脏泵功能与其前负荷的相关关系。有人将其引入临床，以心输出量或左室每搏功指数（left ventricular stroke work index，LVSWI）代表泵功能，以 WP 作为左室前负荷，形成临床上可以动态描绘的曲线图像（图 1 -2）。这条曲线形态和位置代表每个人左心泵功能与左心前负荷当时的相关关系。在临床已有多种技术可以实现对 CO 和 WP 实时测定的今天，这个改良的 Frank-Starling's 心功能曲线在有条件的地方可以被临床应用，成为对危重患者临床血流动力学检测的内容，对液体疗法提供了相当于"作战地图"式的指导和帮助。

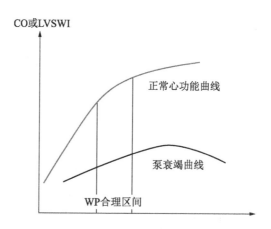

图 1 -2　Frank-Starling's 心功能曲线临床应用示意图（彩图见彩插 1）

对泵功能与后负荷的相关关系也有以图像方式在临床应用的案例，指导血管活性药物在临床的应用，但由于其实施难度和应用价值有限未能推广。

临床有泵功能亢奋和衰弱衰竭，泵功能长期亢奋如见于甲状腺功能亢进和部分高血压，心输出量过高，心肌不必要地多做功，也使心肌劳损，舒张受限和顺应性下降。泵功能衰弱更多见，将在后文讨论。

2. 小动脉阻力

小动脉阻力与泵功能一样，在循环功能中也是独立因素。

影响小动脉阻力的主要因素

物理学中估算流体阻力的基本公式是：

$$R \propto \frac{\eta LV}{\pi r^2}$$

其中 R 是阻力（resistance），影响因素中 η 是流体黏稠度，L 是管道长度，V 是流体流速，r 是管道半径。应用于人体血流动力学，则 R 是血流遭遇的来自动脉血管和血液的阻力，η 是血液黏稠度，L 动脉血管长度，V 血液流速，r 动脉血管半径。

由公式可见影响 R 诸因素中动脉管径 r 对血流阻力影响最大，阻力与半径的平方成反比。这个公式还只是个基本公式，公式前提是假定流体在理想管腔中以理想的层流方式流动。但人体实际动脉的情况复杂，血流会时时经过口径变动的管腔，还有大量的血管分叉或转折，管壁是个生物体也未必光滑，血流时时发生加减速，并形成湍流甚至乱流，在这样的非理想状态下，上述物理公式需要修正，其中最重要的修正因素仍然是血管半径 r，在修正公式中 r 的乘方次数剧烈增加。简言之，血管内血流的阻力将会与血管半径的 4 次方甚至更高的 n 次方成反比。因此在真实的人体血液循环中，血流阻力的最主要决定因素是动脉血管口径。

　　动脉分大动脉（如主动脉）和小动脉，按真实口径，应该大动脉对动脉口径影响更大，但大动脉壁的组成以弹性纤维为主，除由老年斑块或主动脉瘤之类内在狭窄或外来压迫，管径相对稳定（而一旦主动脉内壁破裂形成夹层动脉瘤则导致剧烈的阻力增加和血压上升）。而小动脉则不然，小动脉壁内有丰富的血管平滑肌，它们受神经内分泌调节，主要是生命中枢控制下的交感、副交感自主神经系统和具血管活性的内分泌激素的调节，也受局部代谢物和局部激素的影响。在这样的调节下，小动脉平滑肌的舒缩和由之产生的小动脉壁张力成为 r，以及动脉血流阻力的日常决定因素，小动脉也因此被称为阻力血管。

　　与泵功能一样，小动脉张力也是由人体生命中枢和多种外周因素控制的自变量。以小动脉平滑肌张力为主的血流阻力是心室泵功能的后负荷，与代表心脏泵功能的心输出量一起，是形成血压两大重要来源之一，也是临床医师循环管理的重点内容之一。

　　小动脉平滑肌张力持续过高是高血压病的主要原因，成年人的高血压尤其如此。小动脉平滑肌持续收缩除了使自身细胞变性，促进血管壁硬化、降低对中枢和激素调节反应的敏感性外，心肌后负荷的长期增加会加重心肌劳损并使心肌肥厚，表现在心电图上是左室高电压。

　　临床还有一种情况是小动脉平滑肌失张，形成如阻滞麻醉中的低血压，但最典型的是过敏性休克，广泛的失张使机体来不及代偿，快速广泛的低血压和组织低灌注，常使人措手不及。各类休克后期小动脉也会失张，这是不可逆休克的来源之一。

临床上如何测定小动脉平滑肌张力？

目前临床尚不能直接测定小动脉平滑肌张力，但可以从血压测量、皮温观察等作综合判断。如有必要，对危重病患者可由血流动力学测定的技术通过心输出量、血压、外周阻力之间相关性（TPR = BP/CO），依据公式反向计算。

3. 血压

（1）血压的产生

相对于心泵功能与阻力血管张力的自变量，血压是因变量，BP = CO × TPR。

血压的产生和变动来源于心输出量与外周血管阻力，它是心泵的推动力与逆向的阻力共同作用的产物。组织灌注必须压力，没有压力就没有灌注。增加心输出量或收缩小动脉可以提高血压，而降低心输出或扩张小动脉可以降低血压。

（2）血压的测量

一般多用压力袖带法的无创技术进行测量，以释放压力过程中捡拾血管搏动音及其变声确定收缩压和舒张压，这种上臂袖带和听诊器拾音的技术简便易行，是一般体检和临床检查的基本项目。血压的测量也有有创方法，但一般仅用于有持续、准确血压监测需求的危重或手术患者，这种技术要在患者动脉（通常为桡动脉）内置管并接压力传感器，再接到床边监测仪上直接读出数值，并可描记成曲线，曲线显示心脏收缩舒张周期，收缩期最高值是收缩压，舒张期最低值是舒张压。收缩压更多体现心肌收缩的力度，舒张压则主要反映主动脉等大动脉壁的张力和弹性状态，与冠状血管灌注和心室肌肉张力和兴奋性更加关系密切。收缩压舒张压两个压力各有意义，临床解读需结合具体患者。

临床有时采用平均动脉压（mean arterial blood pressure，MBP）的概念，表达的是组织灌注的平均压力，它也是血流动力学有创测定和计算时不得不用，它回避了高压低压的解读，但也失去了对高压低压各自意义的信息。平均动脉压测定包括有创和无创的方法，有创法采用有创血压监测技术，由仪器采用压力时间的面积平均法自动计算并显示；无创法则采用常规袖带法测得的收缩压舒张压两个数值，规定用舒张压＋1/3脉压差的方法认定平均动脉压。

（3）临床对血压状态的分级评估

血压过高会伴有心肌做功的额外增加和外周小动脉的持续收缩，这对于心肌和血管壁平滑肌，以及动脉血管内皮细胞的健康不利，因而是心脑血管病的最重要危险因素之一。血压过低也不好，会影响组织灌注。合理血压的原则应该是在组织灌注（通常以主要靶器官临床功能状态为标志）得到保障的条件下取低值为宜，因此这是一个因人而异和辨证论治的选择。但临床实践还是需要一个适当范围作为参考。

临床对血压状态可作以下五级评估。

A：自主维持正常范围，组织灌注良好，收缩压在 100 ~

130 mmHg，平均动脉压 70 ~ 100 mmHg。

B：MBP 100 ~ 120 mmHg，或虽正常范围但不稳定。

C：MBP 120 ~ 130 mmHg 或 50 ~ 69 mmHg，对一般治疗反应良好。

D：MBP≥140 mmHg 或 <50，或收缩压（systolic blood pressure，SBP）<60 mmHg；须用较长时间血管活性药物及前负荷调整才能回复正常范围。

E：经专业积极治疗 MBP 仍 >160 mmHg 或 <50 mmHg。

4. 血容量（blood volume，BV）

1）血液和血容量

血液的功能是体内物质交流的载体，在流动中完成输送能量物质、代谢产物、氧和二氧化碳、各种激素、免疫防卫细胞、脱落细胞产物，还包括成百上千种的抗原抗体、细胞因子、毒性介质等等，它们多是蛋白或含蛋白的复杂物质，具有生物活性和各自功能。血液是一种复杂的水溶液兼混悬液，它有稳定的晶体、胶体渗透压，也有稳定的酸碱度（pH），是机体内环境的基本组成，是细胞外液的一部分。

血液是循环主体，它的容量构成循环功能又一项独立要素。血容量约占体重8%，成分包括各种血细胞和血浆，由于心脏的搏动，血液在大血管内呈脉冲式流动。

影响血容量多寡的主要是细胞外液量，重点是水、钠。各种能导致水钠代谢的因素（肾功能、肾上腺皮质功能、体温、呼吸道、消化道和皮肤丢失、医源性因素等）会导致细胞外液、从而血容量的变化。需要指出的是这里的细胞外液指的是功能性细胞外液（functional extra-cellular fluid，FECF），一些非功能性细胞外液如胸腹水、组织间水肿液、炎性渗出等不含在内。

每个个体都有相对于自己某个时空最佳的血容量，机体有自稳机制调节，渗透压和压力感受器等将启动生命中枢的反馈调节，通过渴饮、排尿、肝脏和骨髓内合成反应等机制实现血容量的回归。但重症患者的这种血容量自稳机制可能不足以纠偏，医生对这样的患者需经常注意对血容量的判断并作必要的干预。

2）血容量的测定

可惜的是迄今临床对血容量的真实测量缺乏实际可用的技术，曾有同位素标记的办法，但复杂且误差大，临床意义有限。目前对血容量的临床评估主要采用一些与之相关的指标间接判断。经常采用的是心输出量、回心血量及由此衍生的一些循环压力指标，还有就是临床观察和综合判断，包括病史、水肿、组织灌注、脏器功能等，临床判断常比测得的数据更重要。

心输出量有时作为评估血容量的指标，它确与血容量相关，但毕竟不是一个概念，血容量是容量的概念，是体内血液总量，心输出量则是流量的概念，是单位时间里心脏的搏出总量，心输出量是泵功能和回心血量的综合结果。

回心血量的概念临床应用比血容量更多，回心血量也是流量不是容量，但因与下文将提及的大静脉"血库"相邻近，与血容量的关系比心输出量更紧密。回心血量与心输出量的差别还在于前者是单位时间内回心的血液量，而心输出量是单位时间内出心的血量。当心泵功能足够强大时这两者应该相同，但有时也可能不同，如在心衰患者，他们的回心血量可能微量地超过心泵能力而超过心输出量，心衰患者的前向性心输出量可能正常甚至还高，但回心血更多，堆积在心脏"后方"，就这些"微量"但不断累积的堆积就成为充血性心力衰竭或后向性心衰。右心"后方"是体静脉，体静脉淤血会导致颈静脉怒张、浮肿、腹水；左心"后方"是肺循环，肺循环淤血致肺水肿，后果是低氧血症和呼吸困难。这种后向性心衰的发生可以有两种机制：一是，的确血容量过多因此回心血量过多；二是，心泵功能低下或两者并存，临床实践中最常见的是心泵功能低下。也就是说充血性心衰患者可能回心血量过多，也可能回心血量正常，甚至不足，究竟是哪一种，真实血容量及回心血量状态需要根据临床综合判断。

回心血量的临床评估：前文提及心室前负荷，它原则上是指心肌纤维舒张末牵张长度，这不易测量，但认为应与回心血量正相关，因此可将回心血量作为心脏前负荷。但回心血量也难于临床定量，于是再以压力替代，以心脏右房压（或中心静脉压）及左房压（或肺动脉楔压）作为心脏右、左心室的前负荷。

有人将心室前负荷与血容量直接关联，因而将 CVP/WP 代表血容量，其实那只是回心血量的压力替代。尽管血容量与回心血量在多数情况下尤其是机体正常情况下两者相关良好，但临床医师还是要在概念上进行区分，回心血量受多种影响，血容量只是其中重要因素之一。

3）临床上对血容量异常的判断与处理

血容量异常有过多和不足两类，临床经验提示所谓过多并不一定真的是血容量过多，而常是回心血量超过心脏搏出能力的表现。所以利尿治疗应注意适度，要注意心功能与组织灌注之间的平衡，并需要与强心和扩张静脉三者配合应用，古老的放血疗法早已放弃。

临床经常的挑战是对血容量不足的评估，有时即使回心血量超过心泵能力，临床表现心衰，但组织灌注仍不足，这提示虽心衰但仍有绝对血容量不足的情况。对血容量不足可区分为五级。

A：正常：体重8%（正常成人4000～5000 mL），正常分布在容量血管、微循环、阻力血管，组织灌注正常。

B：安静时心率（heart rate，HR）、BP无明显变化，但轻微运动后HR快；合并尿量（urine output，UO）减少，尿色深，毛细血管充盈正常或稍延迟，液体负荷试验可使即刻的HR下降和尿量增加，此时BV大约减少5%～10%（200～400 mL）。

C：安静时心率增快，中心静脉压正常低值，成人尿量＜30 mL/hr，毛细血管充盈延迟，轻度焦虑，液体负荷后CVP变化不大，HR和UO变化也不大，快速输液后改善。此时BV大致减少约10%～20%（400～800 mL）。

D：组织灌注衰竭，低血容量性休克，CO下降、BP下降、

CVP 接近 0，UO < 20 mL/hr，单纯快速输液不能使尿量增加，意识障碍，或烦躁或嗜睡。此时 BV 减少 20%～40%。

E：深度的低血容量休克，不输血不能救治。此时 BV 约减少 40%（>1600 mL）以上。

5. 大静脉张力

人体大静脉容积大，正常时有 60% 甚至更多的血容量存在于大静脉中，大静脉的功能除了收集和输送回心血的通路之外还实际承担着体内血库和调节回心血量的作用。大静脉容量受大静脉壁平滑肌张力调控，一旦组织灌注中的有效血流骤然减少或增多，组织中的感受器会由物理、化学和生物的机制通过机体生命中枢反馈调节大静脉壁的张力，从而调节"血库"容量，并维持有效回心血量和组织灌注稳定。这种能力平时似乎不大容易感受到，但饭后低血压、体位性低血压、运动性晕厥等情况在生活中并不少见，它们的发生都与大静脉壁张力调节障碍、较多血量不能应激输出而停留在大静脉、因而回心血量减少，他们的血容量总量当时应该没有变化，只是血容量的分布、作为"血库"的大静脉张力调控未能跟上。

高血压管理中应用扩张大静脉的药物（如小剂量硝酸甘油类）可增加血液在大静脉中的存留量，而缩减回心血量，从而降低心输出量，达到与利尿类似的降压效果。在休克治疗中则相反，应用提升大静脉张力缩减大静脉内血液"库存"的措施可提高有效血容量，从而提高回心血量、心输出量和改善组织灌注。大静脉张力通过调节有效血容量是循环功能中又一可独立调节的因素。

6. 组织中微小动静脉间短路开放度（a-v shunt）

（1）组织中微小动静脉间短路开放度的调节

组织中微小动脉进入毛细血管前有旷置微循环直接进入毛细血管后微小静脉的短路血管存在，它们的功能是控制和调节微循环中的血流，一旦微小动脉来血过多，超过微循环正常容纳和需求则括约肌开放让部分血流不经微循环而顺短路血管直接进入静脉，但如果来血不足则括约肌紧缩短路关闭，保障微循环仍能得到尽可能多的血流，这是循环系统的正常结构和运行机制。短路开放度由分布周边的括约肌控制，括约肌张力受介质调控（包括局部介质和循环介质），重症感染时循环血流中存在多量活性细胞因子和其他毒性介质，在它们的作用下全身大范围组织中微小动静脉短路中括约肌麻痹、短路异常开放，短路前括约肌失去正常调节微循环血流能力，即使真毛细血管网内血流不足，仍有多量血流经短路回流，血流动力学上表现为外周低阻，这成为感染中毒性休克的主要病理基础。此外，一些所谓"介质病"（包括肝功能异常肝脏灭毒能力降低，血流中异常介质慢性增多）也可能使某些局部出现异常短路开放，酒后面红、炎症组织局部红肿、肝掌等都是 a-v 短路异常开放的表现。

（2）临床上对急性 a-v 短路开放度的分级评估

对急性全身性 a-v 短路开放度临床可作五级评估。

A：正常，a-v 短路仅因生理原因正常启闭。

B：多量短路同时开放，但程度不重，心率上升，临床有全身炎性反应综合征（systemic inflammatory response syndrome，SIRS）表现。

C：多量短路同时开放，程度加重，TPR 明显下降，CO 与 HR 上升，但 BP、UO 仍能正常，临床重症感染状态（Sepsis）。

D：感染性休克前期，血压下降，热休克。

E：感染性休克后期，冷休克。

7. 主干动脉通畅性

这项功能平时不被重视，但它也是循环功能的必需部分，循环需要管道通畅，尤其是主干动脉的通畅，才能保障循环功能的有效完成。临床常见的大动脉硬化，如冠状血管、脑血管、肢体动脉等的大血管内斑块形成、大动脉炎、动脉内血栓、主动脉夹层、肺栓塞等都会导致严重的循环功能不全。

8. 心脏电生理

完善的心脏电生理是心脏正常搏动产生泵动力的必要条件，它以心率和心律独立于心肌收缩和舒张功能之外，是循环功能中的又一项独立因素。它是心肌内多种细胞电生理活动的综合，有起搏和传导，正常情况下维持着心率和心律的运作。心肌内的这些特殊细胞的功能既由自身代谢和功能特性决定，也接受中枢神经、系统内分泌和局部激素的调节，是一个完整精密的调控系统。在异常状态下，异位的起搏和异常的传导会引发心肌舒缩的紊乱，轻者血流动力学低效，重者尤其是严重的室性心律失常可致血流动力学突然衰竭，心源性猝死 80% 来自突发的快速性室性心律失常。

心脏电生理状态按照临床重要性的分级。

A：正常，窦性心律，或偶有单发房早或单发室早，不产生任何临床症状。

B：时有期前收缩，可为室性或房性，但 <6/分钟，Ⅱ° AVB，无血流动力学障碍。

C：多源室性早搏（PVCs），心室率得到控制的房颤房扑，较长时间窦速 >110/分钟，Ⅱ° AVB 或快慢综合征，无血流动力学障碍。

D：经常发生陈发室上性心动过速或断阵室速，发生时有轻度血流动力学障碍，但通常能自主转复，快速房颤心室率未得到控制，能除外体温和内环境因素的窦速 >130/分钟，Ⅲ° AVB 对药物治疗有反应；阵发心律减慢或无明显诱因的加快伴有血流动力学障碍。

E：Ⅲ° AVB 达到必须起搏程度，24 小时内曾发生 VT/VF/阿斯综合征，猝死。

以上大血管内循环八项分功能中除血压外都是具有相对独立性的自变量，它们相互协同，正常情况下维持着平衡，这种平衡相对稳定，维持着大血管内循环功能的稳定，提供了组织内微循环良好灌注的必要条件，但大血管内循环良好还不是组织微循环灌流良好的充分条件，组织灌注是否真能充足还取决于又有相对独立性和自律性的微循环。

三、微循环

一般概念中微循环指周身所有组织中的毛细血管网，血液流动其中，但从微循环实际执行功能角度，细胞外的功能性组织间液，甚至淋巴循环等都是微循环的一部分。毛细血管内的血液带来组织需要的物质和带走废料，由物理、化学和生物机制（以下简称理化生物机制）提供的动力实施毛细血管内血液与组织间液的物质交换，组织间液再与细胞实施交换，细胞由此得到营养底物的补充，能量 ATP 得以产生，各类组织和器官的功能得以进行。

微循环是大血管内循环运行的最终目的地，是物质交换的场所。

微循环功能运行可进一步区分为毛细血管内循环、毛细血管壁通透性与组织间液三部分，这三者相互间也是既有独立性，又相关联。

物质流通首先在毛细血管跨壁进行，影响流通的因素有毛细血管内血液静水压、晶体和胶体渗透压、毛细血管壁的选择性半透特性、控制通路的局部激素调节等，在这许多理化生物机制的精细协同下血液与组织间液实现物质交换。此后从血管中逸出的物质在组织间液中以浓度梯度的动力弥散到组织细胞膜外，并进行跨细胞壁的第二次沟通与交换。这两次交换发生部位相近，功能统一且连续。

1. 毛细血管内循环

毛细血管是一个极大的网络结构，深入到所有组织中，即使在坚硬的骨皮质和肉眼观察为白色的韧带中也确认存在这样的毛细血管网，没有毛细血管，组织细胞就没有灌注，也就没有功能。毛细血管网由微小动脉、前毛细血管、真毛细血管网、后毛细血管及微静脉组成。一个人体内的总长度据说以万公里计，总交换面积以千平方米计。

血流在大血管内流动，随动脉血管口径越来越细，搏动的脉压差逐渐减小，毛细血管管腔内的静水压降低，压差小，正常毛细血管网内的平均压力约只有 20 毫米汞柱，这是毛细血管内血液与组织间液水分和物质交换的驱动力之一（静水压）。在心搏和组织内压力的综合作用下，血液在微循环中的压力与大血管内不同，毛细血管内的压力波形由大血管内的频度（心率）和幅度（血压）的脉冲方式变成毛细血管内的类似单向正弦波的所谓"浪潮式"灌注（图1-3）。

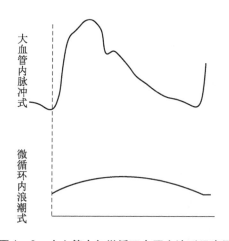

图1-3　大血管内与微循环内压力波形示意图

毛细血管网中多处存在平滑肌细胞或弹性纤维，尤其在微动脉壁上分布较多，扮演网内血流瓜分的作用（图1-4），毛细血管前与后也有平滑肌细胞，它们呈束状，环抱着毛细血管，但分布较稀疏，又称毛细血管前后括约肌，真毛细血管网的血管壁中不再有平滑肌细胞，其管壁仅由内皮细胞构成。

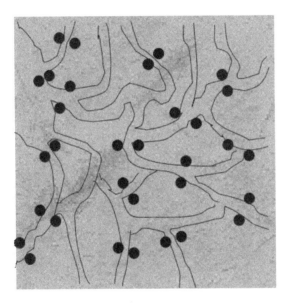

图1-4　毛细血管网中平滑肌示意图（彩图见彩插2）

毛细血管网中的血流量受大血管内循环的决定性影响，包括心输出量、血压、小 a-v 分流血管的开放度等，微小动脉平滑肌的作用是控制进入该组织的总血流量，毛细血管前后括约肌则职司组织细胞的交替灌注，它们受局部因素调节轮流舒缩，导致毛细血管网内血流分区段轮流供应，正常毛细血管网在某一时刻通常只有约20%开放。

2. 毛细血管壁通透性与半透特点

毛细血管壁位处血液与组织间液之间，其功能特性对物质交换至关重要。交换是双向的，血液中的氧、能量底物和其他细胞功能调节物进入组织间液，组织间液中的代谢产物及对其他组织细胞的反馈调节物进入循环。这个交换过程有的是遵循物理力学原理从高浓度高张部位向低浓度低张力部位弥散。毛细血管壁两侧的静水压差异、晶体和胶体渗透压差异等的这些理化特性推动水分子和钠离子等的移动，维持细胞外液的合理分布。这些过程基本不消耗生物能，血液的有形成分和多量大分子蛋白也不会透过，临床多种浮肿（如心源性浮肿、营养不良性浮肿、肾性浮肿等）都以毛细血管壁通透性改变为其基础原因。

毛细血管通透性还有更重要的生物调节，这是将毛细血管壁通透性列为微循环中独立功能之一的主要原因。毛细血管内皮细胞与其下的基底膜相结合，相邻内皮细胞之间的接触或紧或松，形成众多"孔隙"，这些孔隙通道的开闭和口径受生物控制，选择性地主动交换即半透性是毛细血管壁通透性的重要特征。半透性依赖于能量供应，循环或组织中的细胞因子和毒性介质对它们有干扰和控制，循环衰竭、微循环缺血淤血凝血、局部炎症、全身细胞因子风暴等情况将破坏毛细血管壁的半透膜特性，导致血浆和血液有形成分向组织间液转移，且不易回收。休克和全身性感染中后期的全身水肿、局部炎症、循环障碍的局部水肿都是这种来源，中医的"湿"极可能也是这种机制。

毛细血管壁的半透性除受局部灌注和介质影响外，也在一定程度上受中枢调控，表现出半透膜通透性的个体差异。对外科患者的观察可以发现有人容易渗出，有人则不然。年龄、性别、妊娠、中西药物治疗史等都可能影响全身毛细血管壁的半透特性。

3. 组织间液

组织间液与血液共同组成细胞外液，它们的总量约是人体水的 1/3，相当于总体重的 20%，组织细胞与血液间营养和废料的物质交换、组织细胞分泌执行各种交互活性调节的物质都需要通过组织间液的弥散运输才能实现。细胞"浸泡"在组织间液的"海洋"中，组织间液是细胞的生存环境，也是细胞与全身联系的纽带，因此组织间液的作用十分重要，也是微循环系统的一部分。组织间液并非一潭死水，有一定流动性，对它的流动动力和规律等虽尚不甚明了，但知道它能经毛细血管直接回流血管内，也能经淋巴循环入血。组织间液的量相对恒定，过多过少都将使组织功能低下，过少主要影响血容量，过多使组织细胞物质交换效率降低。

4. 微循环障碍

微循环障碍的共同表现是毛细血管网内血流异常（缺血、淤血、凝血）、交替灌注机制破坏、毛细血管管径扩张、毛细血管壁内皮细胞损伤、半透膜特性丧失、组织间液增加。不同疾病中都可见到这样的病变，按损害范围和发生原因可区分为两大类，一类是大血管源性，如大血管内循环衰竭或区域血管阻塞，临床见于休克、猝死、脑梗塞、冠心病、肺栓塞、肠扭转后肠坏死、挤压综合征等，它们的共同特征是大血管供血不足因而初期微循环真毛细血管网内缺血；另一类是微循环自身原因导致，多在局部，与炎症相关，程度较轻，依部位和严重程度临床表现多样，它们的共同特征不是缺血而是微循环调节障碍和微循环淤血、组织间液量改变，如血管神经性水肿、疖肿、肺炎等。

（1）大血管源性微循环障碍

极端例子是心跳骤停，组织细胞内及组织间液中能量物质和氧储备很快耗竭。半数细胞死亡时间（Time 50，T50）曲线描述了缺血缺氧时间与细胞死亡数量之间的时效关系（图1-5）。

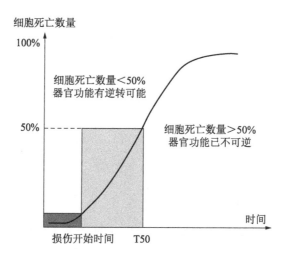

图1-5　半数细胞死亡时间曲线（彩图见彩插3）

心跳骤停早期，组织还可利用组织中的残存 ATP 和溶解氧的储备，维持一小段时间的功能（图1-5中以深色标示的时间段），这个时间的终点称为损伤开始时间，不同组织细胞对缺血缺氧耐受性不同，因此不同组织细胞的损伤开始时间并不一样。各种组织细胞中对能量和血供氧供最敏感的是脑神经细胞，脑细胞的损伤开始时间约是 40~60 秒（但随 ATP 消耗大脑皮层在心跳骤停后能够维持醒觉状态的时间也就 10~20 秒）。若在损伤开始时间之内微循环充分恢复，对脑细胞而言即在 1 分钟内循环和血供立即恢复，则患者能很快清醒，虽对刚才发生的事情没有记忆，但不会留下神经系统永久损伤。但若在这个时间段内微循环未能恢复，则后果会很严重。脑神经细胞在血流完全中断的 1 分钟后死亡细胞数量急剧上升，约到 4 分钟时会有半数细胞死亡，或至少是濒临死亡（dying），所以 4 分钟是脑神经细胞在血流完全中断情况下的半数细胞死亡时间。不同种类组织细胞在断血条件下的半数细胞死亡时间不同，脑干约 6~8 分钟，心肌细胞 10~15 分钟，肝细胞 15~20 分钟，肾脏细胞大致在 20~30 分钟。半数细胞死亡时间的长短与该组织在系统进化中衍生的早晚有关，大脑神经细胞分化发生得最晚，它们对缺血缺氧最敏感，而皮肤分化生成最早，它们的半数细胞死亡时间可达到 120 分钟左右。对半数细胞死亡时间的认识成为今日脏器移植（包括植皮）的理论基础。

　　若微循环障碍虽超过损伤开始时间但未达到半数细胞死亡时间（图 1-5 中浅色时间段），可以理解为该组织细胞的死亡数尚不足半数，此时微循环灌注若能及时充分恢复，则组织或脏器功能虽有损伤并发生有所谓再灌注损伤但仍有恢复可能（或部分恢复）。若微循环长时间未能恢复以致超过 T50，则一般认为这个脏器或组织的细胞即使还有少数细胞存活或濒临死亡（dying），脏器的功能在整体上将不可恢复。仍以大脑皮层神经细胞为例，如果患者心跳骤停，循环恢复时间超过了大脑皮层神经细胞半数细胞死亡时间的 4 分钟患者将不能恢复醒觉状态，若超过 4 分钟而未达到脑干的 6 ~ 8 分钟，那么脑干生命中枢及其他脏器组织的功能可能恢复，虽患者很可能不再醒转但其他生命功能仍能维持，成为一种"植物人状态"。

心肺骤停是大血管源性微循环衰竭血流突然完全中断的极端状态，临床更多见的则是休克，虽有全身性微循环供血衰竭但并未完全中断，不充分的微循环灌注使半数细胞死亡时间延长，即图 1 - 5 中的曲线右移。但只要血供氧供一直不能满足组织细胞代谢的基本需求并"归还"氧债，总会超过损伤开始时间甚至半数细胞死亡时间，从而产生后果。组织细胞会在代谢不完全、ATP不足的情况下逐渐坏死或凋亡。虽时间延长，一旦死亡细胞超过该组织细胞 50%，组织功能仍将发生不可逆性损伤。

大血管源性的微循环障碍也可能不是全身性，而只发生在某一局部，如心脑血管病，急性则发展快速，血管所供应的心肌或脑组织梗死；慢性供血不足，可能通过侧支循环的建立得到一些补充，但组织细胞仍有损伤，凋亡趋势增强，代谢水平低，功能丧失，虽可能一直未达到半数细胞死亡的程度，受到这样损害的组织脏器的功能就一直在低水平上维持，如临床的脑软化、血管性痴呆、慢性冠心病、糖尿病足等。

（2）微循环自身原因的局部功能障碍

熬夜后的头晕目赤所谓"上火"、局部组织炎症和（或）细胞因子堆积、频繁的血管痉挛狭窄或慢性供血不足、外环境的风寒暑湿及微生物侵袭等的感染性或非感染性炎症、静脉血回流不畅导致组织慢性水肿张力增高、肝肾功能障碍、内环境改变的各种波及等都会导致局部毛细血管壁通透性改变，半透膜特性衰减。

局部微循环障碍是众多临床慢性疾病的伴发病理改变，依发生的快慢、部位和严重程度形成临床种种慢病或亚健康症状，发生在中枢神经系统，神经细胞营养底物和氧供减少、代谢产物不能充分排出，会有头痛、眩晕、失眠、多梦、记忆力衰退、痴呆等症状；发生在心肌（如心肌炎、高血压肌病等），会有心肌细胞营养不足，心肌缺氧，会有胸闷、心慌、心绞痛、心律不齐等表现；发生在呼吸系统，会有气短、咳嗽、哮喘、小气道内分泌物量多黏稠等；肝供血不足时肝细胞代谢无法正常进行，胃肠来源多量毒素未经灭活进入体循环，蛋白、糖原合成障碍，许多以蛋白为基础的机体功能不能正常进行，脂肪代谢异常不能外运，肝内脂肪堆积，肝脏炎症在结构上是结节性肝硬化的成因之一。在消化系统则消化吸收减退、腹泻或便秘等。肾脏及肾周组织微循环障碍时代谢产物不能及时充分排出，同时促使肾素 - 血管紧张素分泌增加。内分泌腺体局部微循环障碍则导致腺体的激素分泌紊乱，如钙磷代谢异常、糖尿病、乳腺炎、小叶增生等。局部微循环障碍多以组织内淤血及组织间液增多为突出表现，是许多临床不适的来源。

四、临床常见的系统性循环障碍

1. 高血压病

现代医学对高血压的描述有原发、继发，对原发性高血压成因则一直被称为不明。

日常生活中有"白大衣高血压""驾驶员高血压"的情况，它们的本质是应激性高血压。人脑生命中枢在内外环境发生变化时会产生应激反应，外环境自然界有风寒暑湿燥热，社会环境有喜怒哀乐忧思恐；躯体内环境有各种功能的亢进或低下，或就是某种不平衡，还有如疼痛、不适感等的刺激等，所有这些内外刺激投射到脑内的生命功能调节中枢，都能提高皮层下生命中枢的兴奋性，表现为临床的所谓应激反应。应激反应的表现是全身多系统的，其中突出的是循环兴奋，血压升高又是其突出标志。这种应激性高血压在生活中普遍，本人未必有感觉，它们通常有时间性，应激过去血压回归。但部分人群中，或神经类型或中医描述的某些体质人群，反复的应激后机体生命中枢循环张力未能消退，经自主神经－内分泌（肾上腺轴系）下传使原本协调的循环功能各要素间平衡被动地重新建立并保留固化，应激虽看似过去但高血压保留。原发性高血压实际应该是来自应激性高血压，它的产生机制是病理生理，因而不能被病理解剖所证实。

在原发性高血压的循环机制中，小动脉阻力血管平滑肌异常收缩与泵功能亢进心输出量增加两个因素都可以使血压升高，但两者各占怎样的比例可能因人而异，成人可能前者更重要，而儿童高血压却可能是后者为主。即使同是阻力血管异常收缩也有不同内分泌来源，有的以肾素－血管紧张素刺激为主，也有以肾上腺髓质激素为主，临床医师依据知识和经验，再结合适当的实验室资料作出相应鉴别才能期望好的疗效。

继发性高血压临床常见于内分泌疾病，尤其肾上腺皮质或髓质功能亢进（库兴氏病、醛固酮增多症、嗜铬细胞瘤、肾素－血管紧张素增高等），也有水钠潴留性疾病等，还有一些源于血管疾病的症状性高血压，如主动脉夹层或动脉瘤因大动脉不畅通高阻而高血压，老年人动脉硬化管腔缩窄血流阻力高也形成老年性高血压等。血压其实是诸多生理病理因素的综合反映，是我们看得见的"冰山一角"，内外环境、季节、昼夜、中枢、循环等都具备应激调节循环功能要素的能力，因而都可能是血压波动的原因。

高血压病发病率在成人中已达到20%，其中绝大部分是原发性。持续高血压是许多心脑及外周血管病的主要危险因素。心脏对抗高阻持续额外做功会引发心肌疲劳、心肌结构改变、和功能衰竭；大动脉壁长期受高压冲击、大小动脉平滑肌和弹性组织等因持久收缩而逐步失去弹性，顺应性下降，这是动脉硬化成因之一，也是动脉壁破裂脑出血、主动脉夹层等的基础原因。动脉内皮长期受高压冲击、血流中毒性介质的多量存在和糖脂代谢异常是血管腔内斑块形成的三大动因，心脑病变、肾损害、外周血管供血不足等都与之相关。

高血压已成为多种心脑血管病的主要危险因素，是心脑血管病二级预防主要内容之一。早期预防的关键是恰当处理应激性高血压，应尽量减少应激强度，这可能有点难，但帮助他们有意识地放松骨骼肌和情绪可以带动血管平滑肌舒张和心肌兴奋性下降，学会放松是所有高血压患者自我管理的基本功。对存在某些危险因素（如颅内血管瘤、血管脆性大的老年人、存在其他基础心脑血管病等）的应激性高血压有时也需作适度干预，重点在控制应激强度，避免内外环境和心理的剧烈波动，如能预计应激的发生（如长途驾车前），则可以经验性选择应用一些血压调节药物作为预防，必要时也可应用少量镇静剂帮助中枢降低对应激的感知强度。

对已进入原发性高血压但仍属早期的患者，他们循环要素的正常稳态或尚未完全打破，新的病态平衡尚未稳定建立，此时的早期干预可能是关键，改变不良生活方式、控制应激强度、调节生命中枢张力、同时辅以对循环要素调节的降压药物。这样的患者经一段时间适当管理，是完全有可能逆转最终不成为高血压患者的。

循环功能要素间的新的病态平衡若已确立，则治疗不得不对循环要素进行日常干预，而且常常将是终生的。由于血压只是多种因素综合后的一项症状，各种因素常又重叠，临床常见原发性高血压又合并应激性高血压，如季节变换、寒冷刺激、情绪波动、心理紧张等，导致规律治疗中的血压又生波动，应以预防为主，但也要有相应预案。

还有，人体毕竟是个生命体，在应用物理学原理调控血压的同时也会激活机体反调控的生物机制，对已适应新常态的皮层下生命中枢来说，医源性药物调控被感知为一种异常，中枢对治疗会有相应的自稳再调控和拮抗，临床最常见的是血管扩张药治疗中的反应性水钠潴留和血容量增加，也有利尿剂治疗后血容量减少导致小动脉更加收缩形成外周高阻，甚至影响组织灌注并加重肾功能减退，从降压效果看也常见到在一段时间治疗有效后的同样药物疗效减退。医生不得不再作调整，例如针对因降低血管阻力后的水钠潴留间断对症使用小剂量利尿剂或静脉扩张药，医生结合具体患者循环各要素在高血压成因中的特点设计出适当的治疗方向，既要有比较稳定的大方向，也要有应对可能波折的临时方案。治疗管理中患者自身作用十分重要，医生要与患者共同摸索讨论，寻求实现血压长期稳定的治疗目标。

在临床用药中，对循环要素管理的思路仍来自 $BP = CO \times TPR$ 的物理学理论。降低血压 BP，可应用小动脉扩张药，从而降低 TPR，如血管紧张素转换酶抑制剂、血管紧张素受体阻滞剂、钙离子拮抗剂等。也可以降低心率、负性肌力药、缩减回心血量等以降低 CO，如选用 β 受体阻滞剂、利尿剂、大静脉扩张药等。对门诊普通患者，医生的责任是要了解自己患者的特点以及对这个患者高血压形成的理解，为他们选择适当的药物。而对恶性高血压，如高血压危象、甲亢危象、主动脉夹层等的紧急情况则需静脉内全方位干预，那是急诊医学的范畴了。

高血压管理中经常提到"达标"的概念，对什么是"标"，不同教科书、不同指南都有具体建议，不同指南间的差异表达了医生们在组织灌注和循环省功之间的纠结。其实"标"应当因人而异，原则是在组织灌注得到保障的大前提下，血压可以尽量控制得低一些；另一方面，又最好不要干预过多。这是一个困难的任务，医生要和患者一起，帮助他们在灌注和减压省功之间、在医源调控和机体反调控之间找到一个适当的平衡。

治疗继发性高血压尤其强调针对病因，一旦解除或控制病因效果会很显著。但如若治疗晚，即使造成继发高血压的原因已经去除，以前留下的已成新常态的循环要素异常平衡未必就能立即解除或完全解除，例如嗜铬细胞瘤虽经手术完全切除，但常见血压未必充分降低，对循环要素的继续管理还需要一段时间，有的甚至与原发性高血压一样是终生的。

2. 心源性猝死

无预见的 24 小时内死亡被定义为猝死，猝死因其突然性和高频度（约占 20% 总死亡数）已引起临床及社会的广泛关注。80% 以上猝死是心源性，俗称心脏麻痹，实质是心脏电生理的突然衰竭。从猝死心电图上看，其中又有 85% 以上的表现是快速性室性心律紊乱（ventricular fibrillation，ventricular tachycardia，VF/VT；室颤或室速），这时的心脏有亢奋的电活动却没有有效的血流输出，泵功能突然停止。近年对猝死的研究提升了临床对心脏电生理在循环功能中的重要性和独立性的认识，也找到了一些影响心脏电生理突然衰竭的基础原因或称危险因素。

快速性室性心律紊乱的发生通常需要三个条件：①心肌高兴奋性；②异位兴奋灶的存在；③窦房结等高位起搏点的兴奋性。同时具备这三个条件，在一定诱因促进下，快速性室性心律紊乱就可能发生。

异位兴奋灶可能来源于新生的急性缺血水肿或陈旧的心肌创伤疤痕，心肌急性缺血部位的电活动异常已在急性冠状动脉综合征中得到证实和重视，慢性心肌瘢痕来源的心电异常则常是隐匿和慢性的过程，慢性心肌瘢痕多来自既往感冒或其他病毒感染中的亚临床心肌细胞感染（包括普通感冒、流感、新流行的 COVID-19 新冠病毒及多种病毒感染），感染当时不一定构成心肌炎的临床诊断，可能只是有点心慌而已，但事后形成了心肌中的点滴瘢痕，瘢痕留存在心肌（心房和/或心室肌），它们微弱的异常电活动平时可能不表现，但在同时满足上述三个条件中的①③时，就可能发展成房性早搏乃至房颤或室性早搏乃至阵发室速甚至室颤。心肌的陈旧瘢痕虽可能不是早搏的唯一来源，但却是许多健康人时有早搏的主要原因。

心肌兴奋性是波动的，受多种因素调控，有年龄、季节、昼夜等的生物规律，以及情绪影响，这些都是中枢性调控，心肌兴奋性也受机体其他脏器包括内环境酸碱电解质的干扰，更由心肌自身状态决定。心肌自身包括自身供血、心肌内张力、心肌结构和心功能状态等，它们都对心肌兴奋性有重大影响，如心肌扩张、心肌肥厚、心电图上的心室高电压和异常增高的心肌前后负荷（高血压）等。在心肌有这些高兴奋性的基础上（尤其老年人），若再加情绪激动等急性心理应激，血压骤升、心肌兴奋性更是短时间大幅度增高，容易发生意外。

高位起搏点（尤其窦房结）兴奋性低时对低位兴奋灶的抑制作用减弱，随着年龄增加，老年人窦房结供血不足、结构老化逐渐突出，使高位起搏点兴奋性降低，这样的情况虽程度不同却并不少见。

心脏电生理功能异常在临床除猝死这样的极端情况，更多见的是各种心律紊乱，如各类早搏、传导功能障碍等，它们的发展多是渐进的，甚至长时间无进展。医生需要做的是针对原因减轻电生理异常的程度，进行心电功能异常的临床二级预防，也要控制如附壁血栓之类的并发症，并且帮助患者控制可能诱发剧变的危险因素。

3. 心力衰竭

心肌收缩力不足和舒张顺应性降低是泵功能衰竭即心衰的基本原因，此外还有心脏前后负荷失当、心肌结构异常和严重心律紊乱等促进因素。

心肌收缩力和舒张能力是其自身肌肉结构与代谢能力的体现，受血供氧供等支持，同时受生命中枢神经体液的调节，应激时促进做功，安静时修复储备。肾上腺髓质激素、甲状腺素促做功，雄激素、生长激素促进增生，增加储备。

心肌氧供 – 氧耗不平衡与心肌结构和蛋白的年龄性和疾病性老化，是心肌收缩力和舒张顺应性下降的主要原因。未得控制的高血压，使心肌长期多做功高氧耗，因多做功而心肌代偿性肥厚过程中，心肌血管增加量不及心肌体积增加量，心肌相对缺血。心肌病因心肌自身原因结构改变、代谢异常、蛋白老化、血运减少或糖、脂代谢异常（高血脂、高血糖）、年龄性血管硬化、慢性炎症（含吸烟）相关的血流中毒性介质增多，致血管内皮损伤，使脂性斑块易于在冠状动脉内形成，心肌血供不足，并与系统和局部体液因素的两者结合，使心肌细胞和结构变性。心肌供血主要在舒张期，快心率、严重心律紊乱既增加氧耗，降低心输出量，同时压缩舒张期时间，使氧供氧耗更趋不利。心脏瓣膜病、先天性心脏病等心脏自身结构性疾病，都使心肌做功长期效率低下，不利于心肌的氧供氧耗平衡的维持。

心肌缺氧及各种来源于心功能不全的信息反馈到中枢又成为应激源，进一步激发生命中枢相应部位的兴奋性提高，形成心脏功能低下 – 中枢兴奋之间的正反馈。

长期应激、储备低下等的中医所谓"阴虚"状态和营养不良会加重此过程。

心衰的另一类危险因素是心脏前后负荷的增加，血容量或回心血量过多、急进性高血压、肺栓塞、慢阻肺等临床情况使心脏前或后负荷急剧或慢性增加，从而增加心肌做功，在心肌收缩和舒张功能储备不足处于边缘状态的患者中诱发心衰。

临床心衰依涉及范围有全心衰竭、左心衰和右心衰。左、右两心虽解剖与功能都密切关联，一侧心衰时，另一侧也一定会有波及，但两者的衰竭常有程度的不同，临床不难区分。两心的衰竭各有"前向性"和"后向性"衰竭，前向性衰竭是输出血量不能满足供应部位的最低代谢需求，主要指左心，左心前向性衰竭就是心源性休克，若一定以数值描述，则一般以心输出指数（cardiac output index，CI）作为标志，当 CI 低于 $2.0\,L/(min \cdot m^2)$ 体表面积时，就认为是左心前向性衰竭。后向性衰竭又称充血性心力衰竭，指心脏不能将回心的所有血量充分挤出，逐步累积的结果是有多量的血液堆积在心脏的"后方"，左心后向性衰竭是多量血液堆积在肺循环中，成为心源性肺水肿，先是在肺间质中，表现为低氧血症，后期水肿液发展进入肺泡内，泡沫样血痰是其典型症状。右心的后向性衰竭是多量血液堆积在体循环的静脉系统，并由此引发颈静脉怒张、肝肿大及门静脉和体静脉淤血渗出增加，出现腹水和下肢水肿等。临床最常见的是左心和右心的后向性衰竭，以及低心排的左心前向性衰竭。

心衰的治疗必须是综合性的，减少做功和增加储备是保护心脏功能的两个方向。降低心脏负荷，扩张外周小动脉以降低左心后负荷，扩张肺动脉降低右心后负荷，扩张大静脉和利尿降低右心前负荷，抗心律失常、适当减慢心率、降低心肌兴奋性和打断生命中枢对心功不全的正反馈等，都是减少做功的措施；扩冠药物有利于改善代谢和增加储备，还有在专业人员指导下的适度锻炼，这些是心衰治疗的常规内容。对一般门诊患者，传统的心衰治疗被总结为 A、B、D、N、E 五点，可供参考。

A：ACEI（血管紧张素转换酶抑制剂）与 ARB（血管紧张素受体 II 阻断剂），降低左心后负荷。

B：β 受体阻滞剂，降低心率和负性肌力，以减少心肌做功。

D：地高辛（digoxin）和利尿剂（diuretics）。

N：硝酸甘油类（NTG）。

E：适度锻炼（exercise）。

对重症患者，单纯以上措施可能还不足以改善症状，有时需要增加正性肌力药，但这类药物在提高心肌收缩力的同时也会增加氧耗，应用时需斟酌利弊；心律紊乱应加控制；体育锻炼在理论上有助于提高心肌收缩力和储备，但也有增加心肌氧耗、心肌兴奋性提高，有时也有一些问题，锻炼应强调因人而异的个体化，动静结合。临床医师（合格的家庭医师）、康复医师与患者密切配合，找到适合各人的锻炼方式和动静结合的"度"。

临床心衰治疗中的难点之一是如何协调心衰与组织灌注之间的平衡，一方面心衰可能已经后向淤血甚至水肿，但心脏的前向输出及组织灌注却又不足。保护心肌需要降低前负荷限水利尿，而实际上患者真实血容量可能还不足，组织灌注并不够。这种情况类似颅脑疾病时的脑水肿治疗悖论，脑水肿高颅内压需要强力限水脱水，这势必进一步缩减血容量，使组织灌注减少。医生需要为患者找到一个折中点，双方各退一步，为了组织灌注，衰竭的心脏不得不允许一定程度的后向淤血和水肿存在，为了心脏也不得不让组织灌注作一定程度的减少。就像走钢丝，往任何一方过度偏转，人就会掉下来。肺水肿氧摄入减少，能勉强维持即可，例如氧饱和度在 85%~90% 就好，组织灌注以自主尿量为例，每小时 0.5~1 mL/kg 即可。如实在无法协调，原则是局部服从整体，整体的组织灌注应优先，心衰治疗除正性肌力药的化学方法外，还有物理机械的心脏辅助可以开发，总之尽量不让周身组织细胞因灌注不足进入到 T 50 不可逆转的死亡途径上去。

中医学中，轻度心力衰竭符合"心阳虚"的部分描述，心阳受损，不能温煦肢体，畏寒肢冷，提示心肌做功减少，心脏前向输出不足；口唇指甲青紫，舌淡胖、苔白滑，脉象沉弱等虚寒之象，提示肺循环氧合不足，切运转动力不足，微循环血流瘀滞。中医学并且认为，心阳虚亦能损伤肾阳，出现尿少、水肿等症，心阳虚也可合并心阴虚，中医药为心力衰竭的治疗开了又一个窗口。

4. 休克

休克的本质是全身性广泛的微循环衰竭，立即效应是毛细血管自身及全身组织的深度缺血缺氧性损伤，其唯一原因是大血管内循环衰竭。大血管内循环八要素的任何原因衰竭都会引发整个大血管内循环的瘫痪，从而引发微循环衰竭。从现代医学病理生理角度，休克可分四类：①泵功能前向性衰竭低心排的心源性休克；②各种原因导致的重度血容量不足的低血容量性休克；③重症感染致微小动静脉之间短路，大量病理性开放、血流的主要部分在进入真毛细血管网前即被分流，血流动力学表现通常为高排低阻的感染中毒性休克；④严重过敏或中枢神经调节衰竭引发外周阻力，血管突然全面失张的过敏性或神经性休克。各类休克均是微循环中灌注压低下和血流量不足，因缺血缺氧组织细胞代谢障碍、功能损失。休克的常见危险因素有创伤、胃肠炎症的体液丢失和摄入不足、重症感染、广泛组织坏死、过敏、中枢神经疾病、心脏病、肾脏病、免疫低下、老年、多病体弱等。

除了过敏和神经性休克，大血管内循环衰竭的起始阶段，皮层下生命中枢通常有一段时间的应激调控，如心率加快，心肌做功增加、组织间液向血管内转移、呼吸加快、二氧化碳排出增加和动脉氧分压（arterial partial pressure of oxygen，PaO_2）一度升高等，中枢也会通过对不同脏器动脉口径的管控，差异化调控不同局部的血流动力学。重要生命器官初期缺血程度和损害可能较轻，主要是相对保障心和脑的血供，而暂时减少内脏如肾、肝、胃肠以及皮肤等的血流。此阶段患者虽总体是休克、脉搏细数、肝肾胃肠盆腔皮肤等血流极少，患者尚能维持血压和神志。过敏性休克和神经性休克则不同，它们的发生是阻力血管的快速广泛失张，中枢来不及对血流作重新分布的应激调控，因此在这一类休克中，临床会见到早期出现的意识障碍和心搏无力，因此更强调治疗的时间性。

如果休克动因得到及时纠正，大血管内循环及时恢复，则依据 T50 原理机体整体功能会逐渐回复，否则代偿毕竟有限，应激也会衰竭，虽有代偿和治疗，使半数细胞死亡时间的曲线右移，但中枢与各脏器组织的功能储备终将耗竭，总有一个时间会到达和超过 T50，后果就会严重，越晚恢复，后果越严重。

休克病因虽不同，临床表现也有差异，但本质都是全身性微循环衰竭，后果相同。休克过程中，毛细血管内皮先因缺血损伤，调节毛细血管网舒缩开放的括约肌功能受损，血流不再能顺畅地交替灌注，多量的血液将淤滞在广大毛细血管网中，又因毛细血管壁半透膜特性丧失，淤滞在微循环毛细血管网中的血浆成分将渗漏入组织间，以白蛋白为标志的血液中的胶体漏出，并被"禁锢"在组织间，成为难处理的无效细胞外液和组织水肿，既增加了代谢物质渗透的距离和难度，又更进一步加剧了有效血容量的不足。对此，临床上可由触摸体表下垂部位的硬度和观看 X 线片胸像上的肺水征象得到确认。毛细血管网中淤滞血液的凝血系统被毛细血管内皮的损伤激活，这种毛细血管网内的凝血可以是局部的或程度较轻的，临床不一定能检出，但也可能范围广泛、程度严重，成为临床突出问题 – 广泛毛细血管内凝血（deseminated intravascular coagulation，DIC）。DIC 的后果是凝血因子急剧大量消耗后的血不凝，而且更加重组织微循环衰竭的程度和毛细血管网重新开放的难度。

广泛的微循环衰竭时，组织细胞死亡过程中同时产生大量细胞因子和各类毒性介质，它们或进入循环或因微循环灌流不足而停留在组织中，进入循环的毒性介质成为毒血症，将炎症播散到全身所有血流可到达的地方，并与全身毛细血管网内的炎性损伤成为正反馈；停留在局部组织中的毒性介质，可成为后期复苏过程中再灌注损伤的来源。

在休克治疗中，立即恢复大血管内循环最为重要，在此基础上解除微小动脉痉挛和微循环中血液高凝，为微循环重新开放创造条件。恢复大血管内循环需要从前述八要素入手，而且初期最好能达到稍高于正常的压力和血流，所谓"矫枉必须过正"，尤其是血流，配合纾解微小动脉痉挛淤塞的药物，以"冲开"拥堵的微循环。八要素中调节血容量（主要是支持，即液体疗法）是基础，这样做的代价是组织水肿一定会增加，包括肺水肿及由此引发的肺气体交换中的氧合衰竭加重，但这是必要的代价，医生常不得不在支持组织灌注和减轻水肿支持氧合之间作出困难的选择，冀望找到一个最适宜的平衡点。恢复大血管内循环的临床思路以泵功能为核心，其中，血管活性药物和心肌活性药物得到了经常的应用，有时缩血管药与扩血管药、正性肌力药与 β 阻滞剂的负性肌力药不得不同时应用，实际上这是允许的，在正常体内相互拮抗的激素介质本来就同时存在，药理上的应用有合理性，只是剂量需要讲究，需为患者选择一个最佳的平衡。让阻力动脉和容量血管处在最佳张力水平，希望心脏既能多做些功，以改善组织灌注，又要调节它的前后负荷，使不过度，还要保障心肌自身的血供和氧供。

即使初期循环复苏成功，由于休克过程中的缺血缺氧都有后果，所有脏器和组织的功能都会累及，随后也常出现众多脏器功能低下甚至衰竭，进入临床所谓多脏器功能衰竭的阶段。由于不同组织细胞缺氧耐受性的不同，也由于机体在休克早期对其调节功能的差异，脏器功能衰竭临床常是序贯发生，这是多脏器功能衰竭（multiple organ failure，MOF；或 multiple organ dysfunction syndrome，MODS）的临床特征之一。作为 MOF 的一部分，肺部表现为以高蛋白渗漏性肺水肿为基础的成人呼吸窘迫综合征或称急性肺损伤（adult respiratory distress syndrome，ARDS；或 acute lung injury，ALI），它出现较早；脑是以渗出性脑水肿和小出血点为基础的意识障碍为主；肝功能损害以胆红素升高甚至黄疸以及代谢异常（合成代谢低下和排毒失能）为主要特征；肾功能损害表现为肾小球滤过减少和后期急性肾小管坏死，尿量减少、肾浓缩功能减退、肌酐血尿素氮进行性升高；出凝血功能先高凝后低凝；皮肤和黏膜变薄、易受损伤；肠道消化液分泌减少、胃肠运动减退、细菌易位，胃肠功能衰竭。免疫防卫衰竭，机体对各种感染耐受性降低、MOF 常合并种种感染，是中后期治疗的难点，最常见的部位是肺部，其次是泌尿道和口咽腔；代谢衰竭表现为分解代谢始终优势，高血糖，即使合成代谢的底物供给充足，也无法实现正氮平衡；神经传导速率减慢，肌肉无力，内分泌平衡被破坏，机体对内分泌激素的敏感度降低，等等。

对各种衰竭的功能需作必要支持，否则生命可能无法维持，原则是仅对直接危及生命的功能作适度支持。因为所有的"支持"都是有代价的，都是双刃剑，休克重症中，机体各部分功能相互依赖因而也相互伤害，对某部分功能的支持会带来对其他功能的损害，某部分功能的改善也常需要其他脏器功能支付代价。对多个同时存在的脏器功能衰竭，支持需要均衡，强度要有控制，原则是帮助各脏器的衰竭程度彼此相当即可，对重症和休克的治疗是一种均衡的艺术。

微循环灌注恢复后，血流会将刚才淤积在组织中的代谢产物和细胞坏死产生的细胞因子和感染介质冲刷出来，形成再灌注损伤。如果原来的微循环障碍只是局部小范围，则有限的介质和代谢产物进入体内，对它们的处理会在机体免疫防卫能力的范围之内，虽也有伤害，但不成为明显的临床问题。但如果范围大、损伤严重，如持续休克、挤压综合征等时，微循环恢复后的再灌注损伤会成为突出的临床问题，患者可能因此再度出现休克和多脏器功能衰竭的危象。

临床对休克和微循环状态的五级评估。

A：大血管内和微循环内灌注充分，肤色红润，头脑清晰，尿量正常范围。

B：起鸡皮疙瘩，心率（heart rate，HR）轻↑，其他大血管内循环要素仍稳定，意识清，UO少，动脉乳酸正常范围。

C：HR明显↑，尿少色深，但UO仍>500 mL/天，清醒但迟钝，肢体末梢凉，体内中心温度（肛温）与足趾温差增大（足趾温正常为27～31 ℃），动脉乳酸升高，但小于5 mmol/L，坠积部位（仰卧位时查后背）出现水肿。

D：皮肤苍白或广泛紫绀，压指复充>2秒，测得的动脉血氧饱和度≥无创脉搏血氧饱和度，烦躁或淡漠嗜睡，肛温与腋下温度差>2.5 ℃，动脉乳酸超正常上限3倍（>5 mmol/L），心律紊乱，尿量UO<0.5 mL/（kg·h），坠积部位明显水肿，胸部X线片检查有肺水肿征象。对积极专业治疗在1小时内即有反应，此外还有轻度黄疸、胆汁分泌减少并呈水样稀释及肠道细菌易位等微循环衰竭表现。

E：以上D表现，虽积极专业治疗1小时后仍无改善。

五、中医对循环功能的观察

1. 脉诊与大血管内循环

脉诊实际上是以桡动脉为大血管循环的可及性强的抽样，有经验的中医师可以仅靠手指获知大血管内循环的大量（虽不是全部）信息。经过长期观察，中医总结出弦、浮、沉、迟、数、洪、细、滑、涩、缓、代等多种脉型，分析了它们揭示的大血管内循环的各种状态。将中医脉型对照现代医学知识可发现，它们若合节拍。脉诊提供了临床医师了解大血管内循环的最简单易行的途径。如中医有"心阴虚"的描述，表现是心率快和心律紊乱，病机是"心阴亏损、心失濡养"，从西医角度看，似是心肌储备功能不足和心肌兴奋性增高的征象，中医中药依据自己的理解对控制心律紊乱和高血压等都有明确的疗效。

2．舌诊与微循环

舌诊则是对微循环的抽样观察，与脉诊相同，有经验的中医师通过对舌质、舌体、舌苔等的观察，可直观了解毛细血管网内血流和流速、组织间液及近毛细血管小静脉的状态，推知组织微循环血量、血流、静脉回流、组织间液量及回流等状态的信息。舌质淡红、薄白苔表示微循环正常状态，淡白提示微循环内血流量少，舌质胖大是毛细血管通透性增加，组织间液增多，舌质色暗肥厚是瘀血。中医并对舌体分区，与中医五脏相关联，也是长期观察和经验的积累，具体相关性值得挖掘。

中医对"痰饮""痰湿"的描述与组织间液积聚若合节拍，中医的"痰"范围广泛，并非只是呼吸道分泌物或可见于形的"痰阻于肺"，中医将不同脏器和不同部位存在的组织间液积聚都称为"痰"，临证有痰蒙心窍、痰蕴脾胃、肝经痰郁、痰动于肾等。对痰的来源，中医认为是"水液在体内不得输化，停聚或流注于某一部位""津液不化、凝聚成痰，脾主运化，运化无权，水湿内停"。组织间液增多的原因主要是组织局部毛细血管壁通透性改变，中医的解释是"脾肾阳气虚"，由此引申，中医的"脾主运化"不仅是消化道的运动和消化，而且"脾主血、主升清"，包含细胞外液在组织间的运动和物质的化生转移，"脾阳虚、脾不统血"有局部微循环障碍的涵义。

中医治疗重视"活血化瘀"是疏通微循环，"清郁消痰"是改善毛细血管壁半透特性，减少组织间液淤积等，这些都表明中医对微循环十分重视。

中医阴、阳、寒、热、虚、实、燥、湿的理论，似都含有对局部微循环及相关组织功能的描述和认识。微循环内血流不足是"寒"、兼有功能低下是"虚"，组织中血流多是"热"，兼功能亢奋是"实热"，细胞功能亢奋但毛细血管内血流量相对不足可能是"阴虚"，局部毛细血管渗透性高、组织间液多是"湿"，组织间液少、脱水是"燥"。

02 呼吸功能

吸入氧气呼出二氧化碳的气体交换是肺的基本功能，它还有排除痰液等呼吸道异物维持气道通畅性和对静脉回心血过滤防卫的功能，这三者相互关联。肺的免疫防卫功能在 07 章中讨论，本章将重点对肺的气体交换或称呼吸功能，以及自主维持呼吸道通畅性能力作一讨论。

支撑氧（O_2）摄入和二氧化碳（CO_2）排出的基础是气流动力学（胸肺的机械力学特征）和肺的循环动力学。

一、气流动力学

从物理学角度，可以将肺看作一个单开口、管腔复杂的气囊，它在生命中枢调控下，由呼吸相关性肌群节律张缩，推动气流往复进出。吸入气首先经过的是没有换气能力的呼吸道然后到达肺泡，在肺泡内经肺间质与肺毛细血管网内的血流进行气体交换。

脑内皮层下生命中枢的呼吸中心是呼吸的起搏点，规律地发出冲动引起呼吸动作，它的兴奋性决定了呼吸动作的频度和深度。生命中枢的兴奋性上受大脑皮层精神情绪影响，但主要由生命中枢自身血供、氧供、二氧化碳蓄积状态以及局部内环境进行调控。中枢神经系统疾病、代谢性脑病、麻醉镇静类药物、代谢性内环境酸碱失衡、情绪、运动、脑疝、低氧血症、二氧化碳蓄积等都会引发中枢性呼吸兴奋或抑制。

呼吸动力学与循环动力学相似，也有三要素：压力（动力，pressure，P）、阻力（resistance，R）和流量（flow，F）。

1. 呼吸动力

安静吸气由膈肌和肋间外肌收缩造成胸腔主动扩张，胸腔内压降低，气道内压相应降低并低于环境大气压，空气被动吸入。膈肌动力通常是主要的，即腹式呼吸为主，约占动力来源的 70%~80%。安静呼气是被动的，吸气时胸廓扩张时，储存在胸壁和肺泡的势能释放，胸壁与肺泡的弹性回缩力驱动着胸腔内压由负转正，气道内压于是高于环境大气压，肺气被动排出。运动时或病态呼吸困难时，辅助呼吸肌参与做功，胸锁乳突肌、颈背部肌群，甚至胸肌腹肌等都参与呼吸，且吸、呼双相做功。辅助呼吸肌参与呼吸动力的情况，临床上称为呼吸激动或呼吸困难。呼吸肌的协调和力量与呼吸中枢的起搏一样是与生俱来的能力，新生儿的第一声啼哭标志着这种能力的投入使用。但神经－肌肉疾患、肌少、重症营养不良等，会有呼吸动力不足的肺泡低通气。无论呼吸激动的过度通气和呼吸抑制的低通气，都伴随气体交换的障碍。

临床呼吸实验室的常规肺功能测定是对呼吸系统机械力学特征的综合评价，许多项目也同时对呼吸肌能力作出大致评估，如肺活量（vital capacity，VC）、肺活量占年龄预计值的比例（% VC）、最大通气量（maximal voluntary ventilation，MVV）、最大通气量占年龄预计值的比例（% MVV）及最大呼气流速（peak expiratory flow，PEF）等。此外，补吸气量（inspiratory capacity，IC）、补呼气量（expiratory reserve volume，ERV）也在一定程度上提示呼吸肌的能力。

2. 呼吸阻力

呼吸过程中，呼吸肌对抗阻力做功。阻力有两类，一是气流通过管腔的气流阻力，二是胸壁、肺泡的弹性阻力。气流阻力在呼、吸双时相都有，弹性阻力则主要在吸气相。

（1）气流阻力

物理学中有对气流阻力的研究，与血流动力学中阻力公式类似，在呼吸力学中可简化表达为 $R_{AW} \propto \eta L v / \pi r^n$，其中 R_{AW} 是气流阻力，η 是吸入气流体的黏稠度，L 是气道长度，v 是气流速度，r 是气道半径。在平静呼吸时，可设想气流在气道内以层流方式流动，此时 r 的指数 n 约为 2，即阻力大致与管腔的平方成反比。与血管结构复杂相似，呼吸道结构也极复杂，在分叉、转折、变细等处的气流不可能是层流，而呈湍流甚至乱流，与血管内血流阻力相似，气流复杂时的气流阻力与管腔 r 关系更大，指数 n 将比 2 更大。因此，呼吸力学中影响气流阻力的关键因素也是管道口径，临床上将气道高阻直接等同于气道阻塞，如分泌物、异物、痉挛、外来压迫等的完全或不完全阻塞。

呼吸道从鼻孔到最深层肺泡气道口径是不断缩小的，但气道总面积却是不断增大的（图 2-1），上呼吸道（鼻咽腔、总气管、总支气管段）气道口径虽大，但只有一根或几根，比起深部细小支气管的无数根面积却是最小，因此气流阻力主要来源在上呼吸道。感冒鼻塞尚可开口呼吸，但喉痉挛、气道异物、外来压迫、气管软化、分泌物堵塞等上呼吸道梗阻，以及稍深处的广泛支气管痉挛哮喘等，都会导致气流阻力的明显增大和呼吸困难。

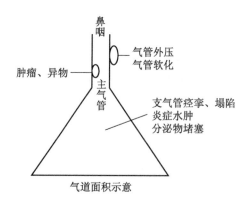

图 2-1　呼吸道气流阻力形成示意图

除气道口径 r 之外，气流阻力还与气道长度 L、吸入气体的黏稠度 η、气流速度 v 等成正比，它们也构成了阻力的部分来源。临床对气道阻力高的病例如重症支气管哮喘，有应用低黏稠度 η 的气体氦吸入的治疗方法，临床是有效的。再者，要求患者放松情绪，有意识地减慢呼吸频度和呼、吸气的速度 v，也有助于缓解阻力，但患者常常做不到。

长时间的呼吸道气流高阻，除呼吸功增高之外、还会导致肺结构改变，如肺气肿、支气管狭窄固定化等，就像循环系的高血压，应激性高血压开始只是功能改变，时间长了就有血管、心肌的结构改变一样，气流高阻是临床成为慢性阻塞性肺疾病（chronic obstructive pulmonary disease，COPD）的基础原因。对气道阻塞程度评估的常用指标是用力肺活量一秒率（the rate of forced expiratory volume in first second，FEV 1.0）。如果患者测定时是充分配合的，FEV 1.0 <70% 被定义为气道有明确阻塞。

（2）弹性阻力

呼吸肌吸气除需克服气流阻力，还要对抗胸壁和肺泡的弹性阻力。胸肺组织的弹性在物理学中用顺应性描述，顺应性 $C = \Delta V / \Delta P$，描述单位压力变化 ΔP 所能引起的容量变化 ΔV，C 是顺应性（compliance）。由于气流阻力的存在，顺应性的临床测定有静态和动态之分（图 2-2），静态顺应性（C_{static}）指去除了气流阻力的干扰，是在没有气体流动状态下（没有气流也就没有气流阻力）的反映胸肺弹性比较真实的顺应性，测定方法是呼吸停止若干时间如 3~5 秒后测定 ΔV 和 ΔP，计算得到静态顺应性，在图 2-2 中 ΔP 是吸入气后屏气得到的平台压 ΔP_2。动态顺应性（$C_{dynamic}$）则不要求呼吸停止，直接用潮气量（tidal volume，TV）作为 ΔV 与气道内压变化值 ΔP 的比值，图 2-2 中为气道内吸气峰压 ΔP_1。动态顺应性因未排除气流阻力因素，因此对胸肺顺应性表述的准确性不如静态顺应性，但它测量简便，临床也有一定的参考价值。不过，说测量简便是相较静态顺应性而言，真作测量时仍需一定设备，临床测定更多是在应用呼吸机的危重患者中进行，这时必要性和可行性都具备。

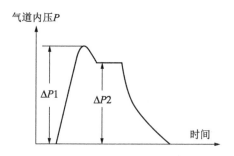

注：此压力 - 时间曲线可在患者呼吸肌完全松弛情况下以正压通气方式描记得到。

图 2-2　两者顺应性计算示意图

成人胸肺顺应性的大致正常范围如下：

男性：C_{dynamic}（170 ±60）mL/cmH_2O，C_{static}（230 ±60）mL/cmH_2O。

女性：C_{dynamic}（110 ±30）mL/cmH_2O，C_{static}（150 ±40）mL/cmH_2O。

合理的胸肺顺应性应大小适宜。顺应性太小（弹性太大），肺泡张不开，肺泡含气量少，肺泡在呼气相趋于萎陷，吸气时呼吸肌要对抗更大弹性阻力和因额外气道变窄带来的气流阻力增大而多做功，肺泡膨胀不全也直接影响气体交换。顺应性太大（弹性太小）也有问题，呼气动力不足，呼气过程中的胸腔内压和气道内压取得平衡的等压点向呼吸道远端移动。正常人等压点应该位于有气管软骨支撑的大气道，呼气时不致因气道外压大于气道内压而塌陷闭塞。但在顺应性过大的病例中，肺泡弹性回缩力小，等压点移向无软骨环甚至没有平滑肌和弹性纤维支撑的小气道，导致相当数量小气道在呼气相闭塞，呼气时气吐不尽。肺功能实验室测定有关闭容量（closing volume，CV）的项目，CV增加，小气道提早闭塞，肺泡气排出减少，残余气量增多，也导致气体交换障碍。肺泡的过度牵张还使呼吸肌过度牵张，因而处在做功不佳状态，动力不足，呼吸功额外增加。

胸肺弹性可进一步区分为胸廓和肺泡两部分，在平静被动呼气的前段，两者力的方向一致，都是回缩，胸腔和肺的体积缩小肺气排出，但到某一点时，胸廓不再回缩而停留在一个位置（图2-3中处于中间的黑线所示）。但肺泡（图2-3处于最低位的绿线所示）的弹性回缩力仍继续动作（理论上应直到肺泡气完全排出为止，就像临床气胸时所见）。此后，胸廓回缩停止与肺泡继续回缩的两者之间作用力方向相反，综合作用下肺容量停留的位置是功能残气量（functional residual capacity，FRC）位。机体生命中枢根据自身状态，统合气体交换的需求、胸肺顺应性和肌肉骨骼的能力等因素自动适应，确定个体化的适当FRC，其中胸肺顺应性是生命中枢统合的基础。因此，临床从FRC的大小，可对胸肺顺应性作出总的判断，FRC小，则通常胸肺顺应性小，反之则顺应性大。

胸廓顺应性与组成胸廓的骨骼和肌肉等软硬组织的状态直接相关，也受脑内生命中枢张力的调节。中枢兴奋/抑制状态对维持胸廓位置有调节作用，外科及麻醉后肺部并发症的发生就部分地

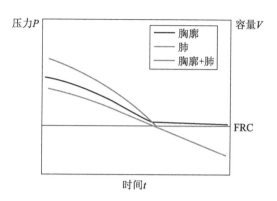

图 2-3 胸廓与肺弹性回缩力与相应肺容量示意图（彩图见彩插 4）

与中枢性抑制、胸廓张力下降和 FRC 降低有关。胸廓与胸膜疾患，如陈旧性胸膜炎的胸膜疤痕缩窄、胸水压迫、胸廓畸形、带状疱疹疼痛等，也会使胸廓顺应性降低，是临床限制性通气障碍的主要原因。

肺泡顺应性与中枢无关，而主要由肺泡肺间质自身结构和肺泡内皮细胞分泌的表面活性物质的量与活性决定。

新生儿娩出时肺内并无气体，第一声啼哭的用力将气体吸入并充满肺腔。由于有一种由肺泡内皮细胞分泌的表面活性物质的存在，使肺泡的表面张力系数降低，弹性回缩力缩小，在胸廓弹性回缩曲线后段持平、不再回缩（图 2-3 中黑线）的情况下，肺泡的弹性回缩被轻易对抗，新生儿相当部分吸入气于是留在了肺泡内，成为残气量（residual volume，RV）和 FRC。不少早产儿因肺泡发育不成熟，肺泡内皮细胞分泌表面活性物质缺乏，肺泡表面张力大、顺应性低，肺泡趋于萎陷，超过胸廓支撑力，吸入气少，呼气后肺泡内残留气更少，临床称为新生儿呼吸窘迫综合征（infant respiratory distress syndrome，IRDS）。成人的重症全身感染、休克、严重肺炎等疾病，由于肺内炎性介质的积累和损害，在引起肺间质水肿的同时，也损害肺泡内皮细胞对表面活性物质的分泌，两者都使肺泡顺应性降低，导致肺内功能残气减少，临床称为 ALI 及 ARDS。重症 ARDS 患者的肺泡甚至可能出现在吸气相时打开、呼吸相时萎陷的情况，使呼吸功额外增加，气体交换障碍更加深重。

临床肺泡顺应性增高常见于肺气肿，它们多是气道感染、支气管水肿痉挛、分泌物阻塞的后果，肺泡长期被动牵张，逐渐失去弹性，是 COPD 症状的一部分。肺大泡有后天因素，但多与先天肺泡结构发育不良有关，从肺功能角度可以认为是肺气肿的一种极端形式。

胸肺顺应性不仅是理论，它们具有临床意义，对呼吸功和气体交换都有重要影响，临床对呼吸困难、气体交换障碍患者的认识不应只停留在血氧和二氧化碳，还应当了解它们的深层原因。临床顺应性低下对氧合影响大，顺应性过大对二氧化碳排出影响大，对失去代偿的重症患者尤其如此。

对静态顺应性的降低作五级评估。

A：C_{static} 正常范围，临床无呼吸困难。

B：C_{static} 正常下限的 60%～80%，安静时无症状，中度日常活动后呼吸急促。

C：C_{static}正常下限的40%~60%，安静时无症状，轻度日常活动后呼吸急促。

D：C_{static}正常下限的20%~40%，安静时即有呼吸困难。

E：C_{static}正常下限的20%以下，极度呼吸困难，必须正压人工通气，方能维持气体交换。

二、肺循环动力学

气体交换在肺单位的气相与血相之间进行，肺泡气与肺泡毛细血管网中的血液间隔着肺间质进行气体交换。从这个角度，肺循环既是循环功能的一部分，也是气体交换功能的一部分。

相较于体循环的高压，肺循环是个低压系统，这是两者的重要区别，肺循环压力在25/10 mmHg左右，这意味着经右心室进入肺循环的心输出量与经左心室进入体循环的心输出量相同，但肺循环血流动力低，肺循环血管较粗大，阻力也就较小。肺循环内毛细血管网中血流量较体循环所灌注组织内的毛细血管网内血流更多，而且没有体循环毛细血管网交替开发的特点，这利于气体交换能进行得更充分。但一旦心肌动力减退，也使肺循环淤血比体循环淤血更容易发生。

另外，肺循环内的血流因受地球引力的重力影响，"水往低处流"，在靠近地面的所谓重力依赖区（gravity dependent area）分布更多，以直立位为例，靠近膈肌的下肺血流较多，而肺尖血流较少。

三、肺内气体交换的效率

肺内气体交换的具体过程发生在肺单位中肺间质的两侧，一侧是肺泡气，一侧是肺循环毛细血管血流，两者间高效的气体交换需要：①肺间质完整且容易通透；②两侧气与血的流量要良好均衡；③有充足的接触时间。其中肺间质自身问题将在本书低氧血症中讨论，充足接触时间临床基本不是问题，本节将重点讨论肺内气血流量均衡问题。

1. 吸入气量与在肺内的分布

肺脏单开口，双向往复通气，每分钟通气量以潮气量与呼吸频率乘积计算。

$$\dot{V} = V_t \times f$$

其中$\dot{V}$是每分钟通气量，V_t是潮气量，f是呼吸频率。正常成人约在$6 \sim 8$ L/min，与体重相关，与性别也相关，女性稍小。过小如<3 L/min，恐不足以支持气体交换，为通气不足，过大如>10 L/min，在正常人就是通气过度了。

通气量中有部分气体虽进入肺内但未能到达肺泡，它们只到各级气道，气道没有气体交换功能，所以这部分通气是死腔通气，更准确的表述是解剖死腔，正常成人约有$120 \sim 150$ mL。

去除了死腔通气后，真正进入肺泡的是肺泡通气（alveolar ventilation，V_A），正常成人约有4 L/min左右。

吸入气在庞大复杂的肺内分布是不均匀的。首先，由于肺自身重量的牵拉，也因为呼吸动力主要来自膈肌，吸入气更多会分布到重力依赖区。其次，肺内气管支气管结构复杂，各处局部情况千变万化，有的支气管稍粗稍短，气流阻力可能就小，有的支气管因哮喘、气管炎等常年狭窄，气流阻力就大。肺泡情况也不同，有过炎症或其他疾病史者，弹性大些，因而膨胀不全，甚至局部肺不张，而还有些肺泡有局部肺气肿甚至大泡，弹性较差，这些都影响着吸入气在肺泡内的分布。

常有一种情况，吸入气虽进入肺泡但未与肺毛细血管血流充分接触，气体交换未能充分进行，这些吸入气中的部分相当于白到肺泡跑一趟，所以也是死腔通气，或可称之为死腔样通气（后文有讨论）。解剖死腔与死腔样通气两部分加在一起是总死腔，总死腔量占总通气量的比例是死腔率 V_d/V_t，提示通气效率，临床正常在 30% 左右。

$$V_d/V_t = \frac{PaCO_2 - P_ECO_2}{PaCO_2}$$

其中 $PaCO_2$ 是动脉血二氧化碳分压，可由血气分析测得，P_ECO_2 是呼出气平均二氧化碳分压，可以收集混合呼出气后测定。肺气肿、慢阻肺、实施正压通气等临床情况，都会使死腔率异常增高，因而通气效率降低。估算死腔率在危重患者管理中，对选择适当的支持性人工通气技术有帮助。

2. 肺循环内血流分布

上文提到肺循环血流向重力依赖区分布更多，这与肺泡通气较多向同一区域分布的情况相同，两者天然吻合。

但肺动脉有一支流向气管支气管，这里却没有气体交换功能，所以经气管支气管静脉回流混入从肺泡经气体交换回流的肺静脉，这成为生理性的静脉血掺杂，也称生理性右向左分流（shunt），表达为 Q_s/Q_t，其中 Q_s 是每分钟分流血量，Q_t 是每分钟肺循环总血流量，即心输出量，生理性分流正常约占总血流的 3%~4%。

但在临床情况中，静脉血掺杂除生理情况外还有病理情况，肺栓塞、肺血管痉挛、肺炎局部血管扩张等病理情况时，都会导致肺内血流异常分布。即使在临床非疾病状态下，在如此复杂广大的肺循环系统中，也难免产生血流分布不均衡及异常情况，相当于血流部分白白从肺单位中走过，效果也是静脉血掺杂，称病理性右向左分流。生理性与病理性两种分流加在一起，如果在 7% 以下认为是可以接受的。

生理性病理性分流总量（Q_s/Q_t）理论公式计算为：

$$\frac{Q_s}{Q_t} = \frac{CcO_2 - CaO_2}{CcO_2 - CvO_2}$$

其中 CcO_2 是肺毛细血管血氧含量，单位为 mL%，危重患者肺动脉内插漂浮导管时，可在气囊充气后抽吸顶端肺动脉血测氧含量代替。CaO_2 和 CvO_2 分别是体循环肺动脉血氧含量和中心静脉血氧含量，单位同 CcO_2。虽然本计算公式对了解肺内气体交换效率有意义，但可操作性小，且结果对临床治疗帮助不大。

3. 通气灌流比（V_A / Q_A）

肺单位内气相、血相间气体交换要求高效，就需要进入肺泡的通气（V_A）与进入该肺单位的毛细血管血（Q_A）在量上有恰当匹配，这是通气灌流比概念的由来。最佳的通气灌流比约是1：1的关系，即肺单位内10 mL的每分肺泡通气量，若能对应于10 mL的每分钟流经此肺单位的肺毛细血管血流，这时的气体交换效率最高。但真实的肺单位多数情况都不理想，不理想的原因既有病理性的，也有生理性的，任何原因的吸入气分布异常或血流分布异常，都会导致通气灌流比向不匹配偏离。就全肺而言，实际的各肺单位通气灌流比的值是发散的，呈现以1为中位的类正态分布（图2-4），$V_A / Q_A < 1$的情况，即所谓气少血多称为分流样效应，$V_A / Q_A > 1$即所谓气多血少的情况称死腔样效应，都会使气体交换效率降低（图2-5）。分流效应影响氧摄入，死腔效应影响二氧化碳排出。

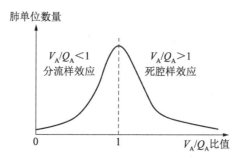

图2-4 不同 V_A / Q_A 比值肺单位的分布示意图

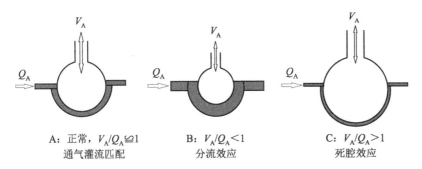

A：正常，$V_A/Q_A \cong 1$　　B：$V_A/Q_A < 1$　　C：$V_A/Q_A > 1$
通气灌流匹配　　　　　分流效应　　　　　死腔效应

图2-5　肺内通气灌流比不匹配所产生的分流效应和死腔效应
（彩图见彩插5）

四、氧摄入与氧消耗

1．氧的摄入与输送

氧从环境空气到最终进入机体细胞内线粒体被利用，要经过逐级的曲折传输（图2-6）。

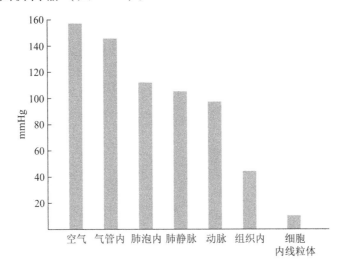

注：气由体外到体内、气相到液相的传递示意。

图2-6　氧在体内传递过程中沿途的氧分压递减（彩图见彩插6）

最开始从环境到气道，大气压没变，假设是标准的 760 mmHg，环境空气中氧浓度(吸入氧浓度 FiO_2)约 21%，则氧分压约 160 mmHg；进入气道充分湿化，混入饱和水蒸气，760 mmHg 的压力中要去除 37 ℃下饱和水蒸气压 47 mmHg，这就挤占了氧分压。再到肺泡内混合了低氧的肺泡内残气，混合后的肺泡气氧分压在与肺毛细血管血气体交换前正常大约还有 110 mmHg。通过弥散氧透过肺间质进入肺毛细血管的液相，又要损耗。从肺毛细血管汇入肺静脉和随后的动脉又有分流的静脉血掺杂，这时进入动脉后的 PaO_2 正常还有 95~98 mmHg。动脉血以此氧分压进入微循环，组织中氧分压约与静脉血相当，氧分子从血红蛋白解离再次以氧分压差从微循环血中向组织间弥散；跨越组织间液和细胞膜进入细胞内，再弥散通过细胞内液，最终进入线粒体，这里是氧最终消耗的场所。在这漫长过程中，氧分压层层递减，到达线粒体的氧分压实际大约只有 5 mmHg。氧在组织中从毛细血管旁（平均 40 mmHg）到线粒体内，必须维持 PO_2 有足够的压力梯度（这里是 40 − 5 = 35 mmHg），才能跨越组织间液、细胞膜、细胞内液和线粒体包被等的屏障，最终到达效用部位。

2. 氧消耗

人体组织体量巨大，成人安静时的每分钟耗氧约需 500~600 mL，但氧难溶于水，血浆中溶解氧很少（38 ℃条件下只有 0.0031 mL/100（mL/mmHg)），所以即使 PaO_2 达 100 mmHg，100 mL 血浆中的溶解氧也只有 0.31 mL，100 mL 血液中的溶解氧就更少，成人心输出量以每分钟5 L计算，单纯靠血液溶解，每分钟只能向全身组织提供不到15 mL的氧气，这与实际需要的500 mL以上差距很大，好在人体在进化中获得了血红蛋白的协助。血液中红细胞内血红蛋白以其独特的结构可以大量结合氧，并向组织输送，1 g血红蛋白约可结合1.36 mL氧气，假设血液血红蛋白量为14 g％，若与氧饱和结合，则100 mL动脉血液将可给组织带去约19 mL氧气（当然这是带去的，组织并不能都留下，还有大部分将随静脉血又回流）。因此，血液中血红蛋白的量（红细胞数及血红蛋白浓度）以及它结合氧的饱和度是向组织供氧的决定性因素。血红蛋白与氧结合的饱和度受氧分压的决定性影响，此外也与一些物质的存在（如2,3-DPG）相关。血红蛋白结合氧的饱和度与氧分压的关系见图2-7，称氧解离曲线，它的"S"状形态有利于氧在肺内高氧分压时更多地结合，和在组织中低氧分压时更多地释放。

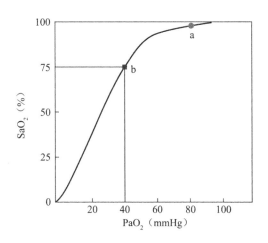

图2-7　氧解离曲线（彩图见彩插7）

图 2-7 中 a、b 点分别代表动脉和静脉血中氧的结合状态，若 a 点 PaO_2 以 95 mmHg 计，SaO_2 约 98%，b 点混合静脉氧分压（partial pressure of oxygen in mixed venous blood，PvO_2）为 40 mmHg，SvO_2 为 75%。

若忽略血液酸碱度（pH）、2,3-DPG 等一些因素，对组织的氧供临床可以采用下列公式估算，它们是呼吸、循环、血液三者的结合。

$$氧输送量（oxygen\ delivery，DO_2）= 1.36 \times Hb \times SaO_2 \times CO + 0.0031 \times PaO_2$$

公式中的前一项是血红蛋白结合氧，Hb 是血红蛋白浓度，单位 g/L 或 g%，SaO_2 是动脉氧饱和度，CO 是心输出量，单位 L/min；后一项是血浆中溶解氧，PaO_2 是动脉氧分压。氧输送的计量单位是 mL/min。正常成人安静时约有 500~600 mL/min，这个数值也可标准化，除以体表面积以指数表达，约是 300~350 mL/（$m^2 \cdot$ min）。

氧输送是呼吸、循环、血液三系统协同作用向全身组织供氧的量，氧耗量（oxygen consumption，VO_2）则是组织实际利用和消耗的氧量，它的计算是动脉的氧输送量减去静脉回心血中的氧含量。正常成人安静时氧耗量约是 150~180 mL/（$m^2 \cdot$ min）。

3. 氧输送与氧消耗的关联性

VO_2 与 DO_2 间具有关联性（图 2-8）。正常安静情况下，只要氧供在一定范围之上，机体氧耗相对稳定，即使增加氧供也只是无用功，氧耗并不增多，见于图 2-8 中水平形态的黑线。但若在某种病理因素作用下氧供不足，组织缺氧，氧耗就下降，如图 2-8 中红线左段。如果氧供低下，在短时间后及时恢复，则此后的氧耗曲线随氧供的恢复而恢复（图 2-8 中红线中段），甚至在一段时间内还会高于基础代谢所需的基线，以偿还所谓"氧债"（图 2-8 中红线右段）。氧债的存在说明细胞在缺氧的时间段内没有死亡，氧供一旦恢复，细胞仍有摄氧用氧能力，因而能够恢复生机。但如果缺氧时间较长，即使氧供后来恢复甚至过量供给，但组织细胞已死或濒死，已失去对氧的摄取利用能力，图 2-8 中蓝线即示意此种情况，虽氧供恢复，机体氧耗仍不能回归基线，意味着组织细胞有相当数量已产生不可逆性改变，组织或脏器的功能也将会有大量丧失，临床将表现为功能衰减甚或衰竭。

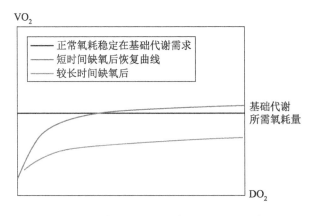

图 2-8　氧耗与氧供关联示意图（彩图见彩插 8）

　　贫血将影响氧供，这在临床中较易发现和纠正，更多和更重要的原因是肺源性气体交换障碍的低氧血症。

4. 低氧血症

大致可以认为，当 PaO_2 低于 50 mmHg 时（若血液 pH 值在 7.4 左右正常范围，SaO_2 大约是 83%），组织中氧分压会低于 35 mmHg，虽然看似仍有相当的携氧能力，但氧在组织中的弥散能力降低，即使有良好循环心输出增加及血液浓缩的代偿，组织中的低氧分压将不可避免地累及线粒体内 PO_2，无氧代谢必定会发生。因此，临床将吸空气时的 PaO_2 在 85~70 mmHg 之间定义为低氧血症，70~50 mmHg 之间为严重低氧血症，<50 mmHg 称氧合衰竭。如果 PaO_2 继续降低，达到 25 mmHg 的水平，此时 SaO_2 虽可能仍有 50%，但线粒体内氧分压将降至 1 mmHg，有氧代谢将停止，其结果与心肺骤停等同。

从图 2-6 看，最靠近氧利用终极场所的氧状况应该更重要，组织间液氧分压虽不能代表细胞内线粒体氧分压，但比起肺泡内和 PaO_2，组织间液氧分压更接近细胞内氧状况。组织中氧分压临床可以 P_VO_2 代表，这项指标临床可能测到（肺动脉血采样，或更粗略地用普通静脉血代替），它提供的信息更接近组织内氧供氧耗的真实状态。

低氧血症有多种临床表现，常见皮肤黏膜紫绀、神经精神错乱、烦躁、嗜睡、呼吸急促困难、肝功能异常、运动耐量下降及心跳加快，长期低氧血症可见杵状指。

导致低氧血症的原因主要有五个：①窒息；②通气-灌流比不匹配（V_A/Q_A mismatch）；③肺内右向左分流（shunt）；④弥散

障碍（diffusion disorder）；⑤高二氧化碳血症。其中②③④项的综合效果表现为肺泡 – 动脉氧分压差（A-a DO$_2$）增大，即氧从气相进入液相障碍异常增大。

窒息是呼吸道梗阻所致的肺泡低通气或吸入气体中氧浓度低的氧摄入障碍，临床表现是动脉低氧但 A-a DO$_2$ 不高。

肺内右向左分流（shunt）过大：上文提到生理分流约占右心总输出量的 3%~4%。但如果有肺单位有血流而无通气，如临床肺不张，X 线片上不一定是典型的肺叶或肺段的大片不张，也常见点状、片状的散在小不张，流经这样肺单位的血，未得氧合就直接汇入肺静脉（图 2–9）。

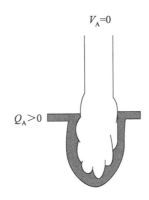

图 2–9 肺不张通气灌流示意图（彩图见彩插 9）

除了肺不张还有各种原因的肺泡萎陷，如重症肺炎、ARDS、小气道分泌物部分阻塞、麻醉与手术后等，除呼吸功增加外，上文提到的分流样效应异常增加，肺内右向左分流的增加严重，后果也是 A-a DO$_2$ 增大的氧摄入障碍。

弥散障碍：导致 A-a DO_2 增大的另一重要因素是肺泡弥散能力下降。氧从气相进液相靠被动弥散，氧难溶于水，客观上肺间质是氧从气相转液相的障碍，肺单位中，肺间质厚度、含水量、是否有疤痕类致密组织等，都成为影响氧弥散的重要因素。具有正常肺泡数量（即正常换气面积）、正常间质厚度和含水量的肺，氧透过不是问题，但在肺间质水肿（心源性漏出或炎性渗出）、肺间质纤维化、间质性肺炎、肺切除等各种原因导致弥散面积减少时，氧的弥散量就会减少，这时的 A-a DO_2 增大，低氧血症发生。临床肺功能实验室可测定肺泡弥散能力，指标是一氧化碳弥散量（DLCO），正常成人约在 $25 \sim 30$ mL/（mmHg·min）。不过，根据病史、临床低氧和呼吸困难表现、痰的性状等，医师已可做出是否存在氧弥散障碍的判断。

高二氧化碳血症：肺内各种气体压力总和一般是稳定在 1 个大气压，即 760 mmHg，其中氮气占了约 560 mmHg、饱和水蒸气占去 47 mmHg，余下的 150 mmHg 左右是氧和二氧化碳的总和，任何原因的高二氧化碳必然压缩氧的份额，临床上肺泡低通气高二氧化碳血症会在一定程度上导致低氧，虽严重性不高，但也确是低氧因素之一。

五、二氧化碳排出

全身静脉回流血的 CO_2 分压约是 47 mmHg，相较于氧在水中的难溶，二氧化碳易溶于水，其水中溶解度约是氧的 20 倍，在组织和肺间质的水环境中，氧的弥散可能有些问题，但二氧化碳的弥散不是问题。

1. 二氧化碳的排出

肺毛细血管血经过与肺泡气的气体交换，部分二氧化碳从液相进入气相，最终经呼吸动作排出体外，经过了肺泡的肺静脉血 $PaCO_2$ 降低到约 40 mmHg。

影响二氧化碳排出和体内水平的是肺泡通气量和体内二氧化碳产量。

$$PaCO_2 \propto \frac{V\,CO_2}{V_A}$$

其中 $V\,CO_2$ 是机体二氧化碳产量，由机体代谢率决定，$PaCO_2$ 与它成正比；V_A（alveolar ventilation）是肺泡通气量，与 $PaCO_2$ 成反比，肺泡通气越大，排出的 CO_2 越多，$PaCO_2$ 越低。

2. 二氧化碳产量（$V\,CO_2$）增高

惊厥、高热等可使 $V\,CO_2$ 升高，这样的情况临床不少见，但因此导致 $PaCO_2$ 增高的却不多，因为只要肺通气功能正常，没有中枢性的呼吸抑制，肺通过代偿增加 V_A 就可将多产生的 CO_2 排出。除非高热又合并呼吸中枢抑制，或合并严重肺疾患，因 $V\,CO_2$ 增加导致 $PaCO_2$ 升高在临床不多见。

3. 肺泡通气（V_A）改变

影响 $PaCO_2$ 最常见的临床原因是肺泡通气。

（1）过度通气

通气过度临床不少见，使 CO_2 排出过多，一旦 $PaCO_2$ 低于正常下限的 35 mmHg，血浆 pH 下降，就成为呼吸性碱中毒，碱中毒的直接后果是氧解离曲线左移，氧不易从血红蛋白中解离，可能 PaO_2 看似不低，但组织缺氧。见于某些肺炎、肺梗死、哮喘发作早期、ARDS 的早期、各种低氧、情绪性呼吸激动和神经官能症等，基本都是中枢性的呼吸兴奋。

（2）通气不足

肺泡通气量（V_A）与我们实验室测定的每分通气量（V_E）不同，V_A 是不包括各种死腔通气（包括解剖死腔和死腔样效应的通气）的真实有效肺泡通气量，是每分通气量（V_E）减去各种死腔通气量（V_D）之差，公式是 $V_A = V_E - V_D$。

每分通气量小和死腔通气量大，都会使肺泡通气量低。每分通气量小，见于中枢抑制、胸廓胸膜疾病的限制性通气障碍、上呼吸道梗阻、大面积肺不张、气胸、重症哮喘、肺水肿等临床情况。死腔有解剖死腔和病理死腔，死腔通气大，主要是病理死腔大，病理性死腔包括过多的通气灌流比不匹配（$V/Q > 1$）和有通气无血流的小片肺血管栓塞（图 2 - 10），病理死腔通气异常增大在临床许多情况，如 COPD、肺气肿、重症哮喘病程后期、ARDS 和休克后期毛细血管内广泛凝血（DIC）等都可见到，这也是重症感染和休克患者临床适用抗凝治疗的原因。

死腔通气量过大是肺泡通气不足的主要原因，前文在通气

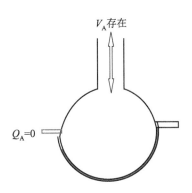

V_A存在

$Q_A=0$

图 2-10　肺栓塞有通气无血流示意图（彩图见彩插 10）

效率的讨论中已提及，死腔通气过大是通气和气体交换效率低下的一种类型，有死腔率 V_d/V_t 的计算作定量描述，但死腔率占比 >30%，会明显压缩有效肺泡通气，可能导致 CO_2 排出障碍。

4. 二氧化碳蓄积

CO_2 不能充分排出，而在体液内蓄积，$PaCO_2$ 高于正常上限的 45 mmHg，是高二氧化碳血症、呼吸性酸中毒。内环境酸中毒会影响众多生物酶活性，导致如中枢神经错乱等系列功能低下和代谢紊乱的后果，$PaCO_2$ > 70 mmHg 时，患者会陷入昏迷，俗称二氧化碳麻醉。

CO_2 的排出是机体维持内环境酸碱稳定的重要调节机制之一，肺通过调节通气和 CO_2 排出量，对内环境的代谢性酸碱失衡实行呼吸代偿。

六、呼吸道通畅性的维持

呼吸道的通畅性及其自主维持是肺功能的一部分。呼吸道向外环境开放，经常处在致病微生物和其他异物进入的危险中。呼吸道感染或异物进入，会导致呼吸力学改变、呼吸阻力增加、肺泡顺应性下降、吸入气肺内分布异常及通气灌流比分布曲线移动等后果。

正常人呼吸道自鼻腔及以下均有较强的抗炎排异能力，能自主维持呼吸道通畅，呼吸道免疫分泌、纤毛摆动、咳嗽排异等的能力，也是呼吸功能的重要内容。

七、肺功能的实验室评估

肺功能实验室：随着近代技术的发展，临床实验室已能进行多种肺功能测定。

1. 对通气能力的测定

主要通过对肺的多种容量测定帮助判断，测定项目有潮气量（tidal volume，TV）、补吸气量（inspiratory reserve volume，IRV）、深吸气量（inspiratory capacity，IC）、补呼气量（expiratory reserve volume，ERV）、肺总量（total lung capacity，TLC）、肺活量（vital capacity，VC）、用力肺活量（forced vital capacity，FVC）、最大通气量（maximal voluntary ventilation，MVV）、RV 和 FRC 等。

以上指标的多数用肺量计就可完成，它们的正常值范围与年龄、体重相关。这些指标综合反映了胸部结构的完整性、胸肺组织的顺应性、呼吸肌力量和通气储备功能。肺总量与肺活量同时小，提示限制性通气障碍，功能残气大提示肺气肿，潮气量过大，则提示死腔通气大。

2. 对气道通畅性的判定

在上述 FVC 的测定中，测定第一秒的呼气量为一秒量（forced expiratory volume in first second，FEV1），将它与 FVC 总量相除为一秒率（FEV1%），目前一秒率是判断气道通畅性的最重要的实验室指标。若在用力呼气时患者是充分配合的，FEV1/FVC < 70% 就被认为存在阻塞性通气障碍。

3. 对弥散功能的测定

肺的弥散量测定是定量描述肺间质对气体交换的障碍能力。弥散功能低，是 A-a DO_2 增大的三原因之一，最多见于肺间质疾病。

测定采用含有微量一氧化碳（CO）的测试气体吸入技术，可简写为 DLCO（lung diffusion by CO technique）。肺弥散功能检查结果是否正常，需与正常预计值进行比较，若 DLCO < 80% 预计值，应认为存在弥散障碍。

4. 对肺机械特点的动态测定

应用特定设备可以对肺通气过程中的机械特点进行描记，如流速 - 容量曲线、压力 - 容量曲线，以及峰值呼气流速（peak expiratory flow，PEF）；FEF25（forced EF25，用力呼气的动作中呼出 25% 肺活量时的呼气流速）及类似意义的 FEF50、FEF75，用力呼气 25% ~ 75% 肺活量时的平均呼气流速（maximal mid EF，MMEF），此外还有对关闭容量（closing volume，CV）的曲线描记。

5. 对小气道功能的判断

小气道类似肺泡，没有平滑肌或弹性纤维支撑，在阻塞性气道疾病早期，小气道比有支撑的大气道先发生病变，病变性质是顺应性增加，气道容易塌陷。临床早期检查小气道病变，有助于早期预警。若关闭容量上升，或上述肺机械特性指标 MMEF、FEF50、FEF75 显著下降（低于正常低限），即可认为已发生小气道功能障碍。

6. 血气分析

（1）动脉血气分析

直接动脉内采血样测定 PaO_2、$PaCO_2$ 以及 pH 值已是一般医院的常规实践，对测定结果的正确判读可了解肺内气体交换的总状态，也可获悉体液内环境酸碱平衡的状态。在院患者常有吸氧，为了解吸氧状态下病肺的氧合能力，临床有时应用 PaO_2/FiO_2，计算 PaO_2 与当时吸入氧浓度的比值，称为氧合指数，但除非吸入的是 100% 纯氧，否则 FiO_2 的测定有困难，多数只能依吸氧方式（鼻导管、venturi 面罩的提示）对 FiO_2 作估计。

SpO_2：技术的进步使脉搏波氧饱和度的测定变得简单，它因此成为临床最简便易行也最常用的无创氧监测。在没有末梢循环障碍的干扰时，SpO_2 与动脉血气计算的 SaO_2（动脉氧饱和度）高度相关。若 SpO_2 为 93%，约相当于 PaO_2 为 70 mmHg，SpO_2 为 87%，相当于 PaO_2 为 60 mmHg。

（2）A-a DO$_2$ 的计算

肺泡气与动脉血之间的氧分压差反映肺内氧摄取的效率，它是在动脉血气分析基础上的一项计算指标，影响因素是前文已提到的肺内右向左分流、通气灌流比和弥散三项。准确的测定和计算应在吸入纯氧（FiO$_2$ = 100%）条件下进行，简化的计算公式是：

$$A\text{-}a\ DO_2 = 713\ mmHg - PaCO_2 - PaO_2$$

吸纯氧正常值范围是 10 ~ 65 mmHg。这项计算多只应用在危重患者，动态测定前后比较意义更大。

（3）混合静脉血氧分压测定

用以了解组织内氧供状态。由全身组织回流的静脉血经右心室搏动混合后成为混合静脉血，PvO$_2$ 较真实地反映了组织中的氧供，正常应在 40 mmHg 左右（37 ~ 42 mmHg，SvO$_2$ 约 75%），若低于 35 mmHg（SvO$_2$ 约 55%），应确认组织缺氧，若 PvO$_2$ < 20 mmHg，则意味着细胞线粒体已得不到氧供。

此项测定很有意义，但难点是血标本不易采集，通常只有插着肺动脉导管的患者才可能做到。若以一般外周静脉血代替，则干扰因素多、误差大，多数时候对怀疑组织缺氧的患者以动脉血乳酸浓度测定作为替代。

（4）呼吸机治疗中患者的肺功能监测

现代呼吸机上普遍带有压力和气体流速的传感器，因而可以自动画出压力 - 时间曲线、容量 - 时间曲线，有的呼吸机甚至装备了更多的呼吸监测软件，可以实时描出容量－流速曲线、压力－容量曲线和容量－流速曲线。它们可以帮助医生观察到患者肺机械特性的动态变化。

八、对肺功能的临床评估

肺功能项目较多，临床尤其急诊和危重病时，对肺功能损害常选择最具重要性的几项进行评估，通常也以五级区分。

1. 对排痰能力的临床评估

A：咳嗽反射灵敏，有痰能及时和充分排出。

B：咳嗽反射不够灵敏，痰能自主排出，但每次排不尽。

C：咳嗽反射不灵敏，虽痰最终能自主排出，但不及时，需多次改变体位、施加雾化吸入等治疗才能改善排痰，临床晨起痰多。

D：有咳嗽动作，但无力，甚至大气道内的痰液都不能充分和有效排出，需在气道内施加人工刺激或吸引辅助。

E：明确有痰，但基本不咳嗽。

2. 临床对呼吸功的判定

A：正常呼吸，频率不快，安静时无辅助呼吸肌的收缩动作。

B：呼吸频率（repiratory rate，RR）加快，>25 但 <35 bpm，可触及胸锁乳突肌每次随呼吸的收缩。

C：RR >35 bpm，可明显观察到辅助呼吸肌参加每次呼吸动作，胸式呼吸临床突出。

D：RR > 45 bpm，辅助呼吸肌剧烈动作，烦躁不安。

E：呼吸不规则，点头呼吸，$PaCO_2$ 上升，意识淡漠。

3. 临床对气道通畅性的评估

A：呼吸平顺，呼吸均无声息。

B：呼气相延长，听诊可闻及干湿啰音。

C：呼气相呼吸困难，双肺可闻及湿啰音和（或）呼气相哮鸣音。

D：一叶肺不张或一定区域肺实变；满肺双相哮鸣音，呼吸激动、困难；纤维支气管镜下见隆突下一侧大气道呼气相塌陷（tracheomalacia）。

E：哮喘持续状态，此时可能无哮鸣音，也无呼吸音；两叶及以上肺不张，或大范围肺实变；大气道堵塞（分泌物、肿瘤、异物或纤维支气管镜下见隆突下双侧大气道呼气相塌陷）。

4. 对气体交换状态的评估

A：自主呼吸空气时，PaO_2 > 90 mmHg，无呼吸激动和困难。

B：自主呼吸空气，PaO_2 < 70 mmHg，吸入氧浓度（FiO_2）≤ 30%（鼻导管吸氧）可纠正，使 PaO_2 > 70 mmHg，$PaCO_2$ 正常或 < 30 mmHg。

C：鼻导管吸氧不能维持 SpO_2 在 90% 以上，必须高吸氧浓度的面罩，才能在自主呼吸下维持 PaO_2 > 70 mmHg；COPD 患者，55 mmHg > $PaCO_2$ > 45 mmHg，但动脉血 pH 正常；急病 35 mmHg > $PaCO_2$ > 25 mmHg，呼吸性碱中毒；哮喘发作但 $PaCO_2$ 仍正常。

D：自主呼吸 90 mmHg > $PaCO_2$ > 50 mmHg，皮肤黏膜紫绀，动脉血 pH 因呼酸失代偿 <7.30；PaO_2 即使用各种提高 FiO_2 的措施，仍 <70 mmHg。需要机械通气 + 氧疗法两者结合，才能维持 SpO_2 在 92% 以上和 $PaCO_2$ 动脉血 pH 接近正常，呼吸机条件不高，无创呼吸机或有创呼吸机仅用部分支持即可维持。

E：患者必须气管内插管并实施呼吸机的机械通气，且部分支持的呼吸机模式已不足以维持气体交换，甚至需较高呼气末正压（positive expiratory end pressure，PEEP）或体外膜肺氧合（extracorporeal membrane oxygenation，ECMO），才能维持动脉氧合；或自主呼吸 $PaCO_2$ >90 mmHg。

03 消化功能

从外环境摄取营养物和能量是人体存活和各种功能执行的必需，摄取是物理、化学、生物的系列和复杂过程。对消化和摄取的重要性，中西医认识一致。

消化需要有将食物物理磨碎搅匀的能力，需要造就一个水溶液环境，有将复杂物质化学降解的能力、食糜输送运动的能力，有区分"清浊"、选择性取其精华弃其糟粕的能力，有容留并利用肠道细菌的能力，有抵御和隔绝有害物质的能力等，所有功能精细整合、互相协同，是个复杂过程。

消化功能在系统发生上起源于最初单细胞的吞噬，随着进化成为多细胞复杂生物，机体细胞有了分工，包括肝胆胰在内的消化道就来源于胚胎的内胚层。人类消化道细胞高度分化，各解剖区段连贯又有分工，各种物理、化学、生物过程的相互间有信息交流，消化过程处于精细控制中。

消化功能按照现代医学认识可细化为胃肠运动、消化液分泌与消化、吸收、胃肠屏障和胃肠道通畅性五个分功能。

一、运动功能

胃肠道中空，管壁内外分别是黏膜和浆膜层，中间肌层由排列交错的平滑肌组成，平滑肌的作用是维持张力和蠕动，胃肠壁必须维持一定张力，这是活体的特征，也是蠕动的基础。蠕动形成于自上而下的平滑肌顺序收缩，作用一是搅拌，使食糜与消化液充分混匀，二是推动食糜向远端定向移动。

消化道多处节点有括约肌，括约肌也有张力和收缩，它们的和谐张弛，巧妙地控制食物在胃肠道各段的停留时间，帮助消化和吸收，能在时间维度的支撑下充分进行。胃上端的贲门括约肌只在食物自上而下通过时才舒张开放，通常收缩关闭以阻止食糜倒流，贲门括约肌张力不足（失张），会有反流性食道下段刺激症状和炎性改变。胃下端的幽门括约肌不是持续关闭，只是控制胃的出口口径，调节食物在胃内停留时间，它的舒缩使食物在胃内停留不过长也不过短，幽门失弛或其他原因的幽门通畅性降低时，食糜在胃内将会过长滞留，但这并不能使胃内消化更充分，反因食物酵解产气，不利于下段肠道的继续消化。幽门失张使食物在胃内反应时间过短，也会增加后续肠道负担，是消化不良和腹泻的原因之一。

正常人的胃肠通过时间从口腔到回盲部约有 8 ~ 12 小时，再加上在结肠的脱水和一些维生素合成吸收再处理、以及积少成多的等待时间，总计应在 24 小时左右。乙状结肠和直肠的平滑肌蠕动提供动力，结合肛门括约肌舒缩形成的阻力调控，共同完成排便过程。

胃肠蠕动类似心脏搏动，有节律有起搏，起搏点应在中枢神经系统的皮层下生命中枢。中枢调控受年龄相关的生命周期规律和昼夜规律的影响，也受血液介质如血糖、血钾等的调节。恐惧时会屁滚尿流，说明中枢起搏也受大脑皮层对外环境应答所形成的情绪的影响，但正常情况下胃肠运动就像心跳呼吸一样，"无声无息"地自主运转。

除了受中枢调控，胃肠运动也有自身的局部调节。各类理化生物感受器在胃肠道几乎无处不在，它们对食物各种刺激（容量、性状、含水量、含脂量、细菌等生物刺激）的知觉是维系胃肠运动的基础。感受器将它们的感知以神经反射弧的方式连接中枢，也在局部播散，直接带动肌细胞运动。禁食饥饿时胃肠壁塌陷、过度饮食胃肠壁张力提高、不洁食物毒素刺激、消化不良菌群紊乱、寄生虫活跃扰动等，都能被感知而促进或减缓胃肠运动，甚至引发逆蠕动。

腹膜刺激征使胃肠麻痹，胃肠缺血，初期使蠕动增强，后期减退，各种机械梗阻也一样，初期会使肠道运动一过性增强，之后是反应低下和麻痹。

虚弱综合征患者骨骼肌肌量减少，内脏平滑肌和括约肌肌量同样减少，张力降低、蠕动无力，甚至有不同程度的胃肠下垂和无力郁张。平滑肌与骨骼肌的肌量和肌力呈正相关，两者有种联动效应，适度的体力活动在增强骨骼肌收缩能力的同时，也能增强消化道肌群的运动能力。

胃肠处在没有骨骼包裹的"软腹部"，胃肠运动易受环境影响，对腹部的猛烈冲击，不但会冲击到腹腔神经丛，而且会直接引发胃肠平滑肌的痉挛，而适当压力和温度的柔性按摩，则可能增进胃肠平滑肌的张力和蠕动。

常见的胃肠运动功能障碍有痉挛、失弛、失张、过度运动、运动迟缓乃至麻痹和逆蠕动；胃肠运动障碍的常见症状是绞痛、腹泻、便秘、腹胀（极端时视诊见局部肠型，闻及振水声）、呕吐，肠鸣音亢进、不活跃或缺如。

二、消化与消化液

消化道分布着大量腺细胞，种类繁多，无处不在。主要的有唾液腺、胃壁细胞分泌腺、肝脏腺细胞、胰腺外分泌细胞、十二指肠和小肠壁中分泌腺，各段大肠也有各带特色的分泌腺，甚至还有肛门腺。各种腺体分泌不同物质，最多的是酶、水、黏液，还有调节水溶液 pH 的氢离子和碳酸氢根离子及建立肠道屏障的免疫蛋白等。胃肠道腺体依据其所在部位承担不同使命，大体上，分泌消化酶和水分的腺体主要在消化道上、中段，自上而下水分分泌逐渐减少，黏液渐多，结肠已不再是水分的分泌而是吸收了。有防卫功能的免疫蛋白则自空肠以下随细菌的增多而增多。除了外分泌，还有些腺细胞分泌调节激素，它们不是系统内分泌，而是反馈调节胃肠运动和协调各类腺细胞外分泌的局部激素。

成人唾液日产量约 200～300 mL，主要包含有淀粉酶、免疫蛋白和水分，它们在舌肌、咀嚼肌和牙齿的协同下对食物打碎混匀形成食糜，并对淀粉类作初步消化。这几个因素中任何一项的缺乏或不足，都会造成初处理不充分，口腔感染患者唾液腺分泌不足、干燥综合征等，都会带来整个消化序列的紊乱和障碍。

食道只是通道，不消化，腺体主要分泌黏液，配合食道平滑肌蠕动，帮助食糜通过。

食糜在胃内停留时间较长，以小时计。胃壁分泌腺分泌多种消化酶，其中最突出的是壁细胞，它们分泌胃酸，使胃内 pH 值降到约 2 左右，酸性条件帮助食物中许多生物碱解离，使原本大分子食物的复杂结构变得简单。酸性环境也使大多数有害菌被杀灭，但总有例外，如幽门螺杆菌，这种菌是上消化道溃疡的局部原因，也是胃癌的重要危险因素。若胃酸不足，胃液 pH 值上升（如达 3～4），会导致胃内消化不良和更多细菌在胃内繁殖。胃壁腺体还分泌大量水，一般成人 24 小时胃液水量约有 1 500～2 000 mL。作为溶媒，水的存在为胃酸和消化酶的作用提供了适宜环境。人脱水或胃壁局部微循环不良，会使胃液量减少，如临床的萎缩性胃炎，从而影响消化并产生症状。

十二指肠自身有丰富的消化腺分泌，同时接受肝脏腺细胞分泌的胆汁和胰腺外分泌细胞分泌的胰液，它们都是重要的消化液。

正常成人胰液每日有 700~1 000 mL 的分泌量，成分除水和电解质外，富含多种消化酶，如淀粉酶、脂肪酶和蛋白酶等，胰液中的碳酸氢盐使胰液呈碱性，可以中和进入十二指肠的胃食糜的酸性。正常成人肝脏分泌的胆汁量有 800~1 000 mL，但经胆囊浓缩，仅有 150~250 mL 进入十二指肠。胆汁化学成分复杂，是不含消化酶的弱碱液体，除水分和钠、钾、钙、碳酸氢盐等无机成分外，还有胆盐、胆色素、脂肪酸、胆固醇、卵磷脂和黏蛋白等有机成分，胆汁既以消化酶以外的方式参与消化，也是人体排泄功能的一部分。胆盐是肝细胞分泌的胆汁酸与甘氨酸或牛磺酸结合形成的钠盐或钾盐，它是胆汁参与消化和吸收的主要成分。胆汁中的胆色素是血红蛋白的分解产物，包括胆红素以及它的终产物——胆绿素，胆色素的种类和浓度决定了胆汁的颜色。肝合成胆固醇，其中约一半转化成胆汁酸，随胆汁进入胆囊并排入小肠。

食糜在十二指肠混合了胆汁、胰液，进入小肠，在这里又有多种腺细胞分泌的消化液混入，在肠壁蠕动的搅拌下，上段空肠和下段回肠有足够长度使食物在这里与各种消化酶在水溶剂中进行充分反应和随时吸收。

与胃肠运动一样，消化液的分泌也受皮层下中枢和局部因素的双重调节，人们饮食习惯相对稳定，中枢调节正常情况下相对稳定，属惯性调节，胃肠液分泌的种类和量也相对稳定，而传统饮食习惯的突然打破，会导致一段时间的消化不适应而发生消化不良。例如奥运会运动员到了一个新地方，接触一些陌生的美味，有些人就会出现这样的问题，这不是不洁，也不是过量或过敏，只是原来的惯性调节被打破，不适应而已。影响消化腺分泌的局部因素也较多，如与食物种类、胃肠黏膜营养和代谢状态、胃肠运动等的理化环境、局部激素调节及肠道菌微生态等都相关。

胃肠道内的消化过程除消化酶帮助的化学分解外，还有肠道内伴生微生物的参与，它们也是消化功能不可或缺的重要组成。从口腔到肛门，整个胃肠道存在一个复杂的细菌内生态，它们种类繁多、数量惊人，据说细菌种类有 500 种以上，总数量为 1 000 万亿以上，总重量有 2 公斤之多。肠道内共生微生物有的参与食物酵解和降解，如乳酸菌、双歧杆菌等被称为益生菌，有的以其他方式参与消化过程，有的还参与一些合成，如某些维生素的合成。胃肠道不同区段，有不同主导菌和相应的菌群平衡，适应着该区段的消化功能。各种微生物间的生态平衡形成于长期的生活实践，每个人可能都不同。肠道寄生菌的种类可能影响了人的体味、口味以及食欲，喜甜食、嗜辛辣之类嗜好，是中枢、胃肠局部刺激适应、肠菌种类与微生态平衡等的综合作用。

平时说的"水土不服"，除环境温度、湿度等因素对呼吸系统的影响之外，消化道菌群的不适应也是重要组成。刚提到的奥运会运动员食物不适应，除了前文中枢的惯性调节不适应之外，还有肠道生物内生态不适应的因素，新的饮食与原有的肠道菌群不匹配。据报道，日本人肠道中含有一些能分泌特定酶的细菌，这些酶能消化当地海藻中特有的某种含硫碳水化合物，而其他国家的人体内却没有这样的菌和酶。这意味着日本人能消化吸收这些碳水化合物，其他国家的人则不能。日本人之所以有这样的菌群，是他们的长期饮食习惯所造就的。近年来，更多研究揭示，人体胃肠道的菌群稳态与许多听起来不相干的疾病存在关联，如2型糖尿病、肝硬化、结直肠癌，甚至自闭症等，都可能与肠道菌群有一定关系，但关联程度和机制尚未阐明。

消化不良的临床常见症状有胃肠胀气、嗳气、口臭、口疮；食欲不振；腹泻或便溏不成形、排气增多，粪便及排气恶臭。

三、吸收功能

吸收功能虽消化道各段都有，但主要在小肠。大部分水、电解质、维生素、消化降解产物葡萄糖、果糖、氨基酸、脂肪酸、甘油、胆固醇等等能量物质的吸收都主要在小肠，吸收功能与消化过程同步进行，边消化边吸收。

胃肠腔内静水压大过组织间，胃肠内容物无论晶体渗透压还是胶体渗透压也都高于胃肠壁的组织中，因此确有一定量小分子物质按物理学原理被动弥散吸收，但这并非胃肠道吸收的主要动力，主动转运才是。主动转运的特点是耗能和选择性，它是肠上皮细胞消耗三磷酸腺苷（ATP）将特定物质由膜一侧（胃肠腔内）向另一侧（胃肠壁毛细血管内）转运的生物过程。转运经由复杂多样的通道，有门控特性的选择性离子通道，有经载体的易化扩散，有单转运、同向转运和反向转运，有钠泵渠道等，这些不同转运机制保障了吸收的选择性和多样性，多样性的选择能力保证了各种精华都能吸收，而所有糟粕和肠道内绝大多数毒性物质被留下。

对吸收功能强弱的认知在临床可由以下观察获取：摄入与营养状态不符，营养不良，面白消瘦、乏力倦怠的全身症状；腹泻便溏、腹部喜按的局部表现；胃肠内窥镜检见黏膜苍白，剖腹或腹腔镜术中见肠壁纤薄。

四、屏障功能

胃肠道直接向外环境开放，是微生物在人体内最大、最复杂的储存库，正常肠道菌群中就有我们平时谈之色变的大肠杆菌、产气杆菌、变形杆菌属、绿脓杆菌、葡萄球菌属、肠球菌属、产气荚膜杆菌等种类，我们不清楚它们正常在肠道内是否对我们有帮助，但确知当它们越过肠壁进入血流或其他组织就是致病菌。其他不很知名的菌属即使听起来是无害寄生菌，如双歧杆菌等益生菌，它们也不能越过胃肠壁。除了菌，胃肠腔内还有大量没有细胞结构的其他物质，如吲哚类、各种内毒素、外毒素及食物降解后废料等待形成粪便等。有人说，人肠道内的细菌和各种毒素若进入循环系统，足够将这个宿主杀死百万次，胃肠道必须有强大的屏障才能防止所有这些有害物质进入体内。

人体胃肠确有屏障功能，按照机制可分四类：①机械屏障，即黏膜上皮的可调孔隙；②化学屏障，即胃酸、胆汁酸、黏液、溶菌酶等形成的杀菌环境；③免疫屏障，即黏膜细胞分泌的 IgA，黏膜内、黏膜下各种免疫细胞和淋巴结，它们构成人体最强大的免疫器官之一；④生态屏障，即肠道内常居菌群间的相互制衡。

人体为对抗胃肠毒素，除了胃肠的第一道屏障之外，在其后还有肝屏障和肺屏障支持，因为百密一疏，总有漏掉的，所以要有备份。漏过胃肠屏障的细菌毒素经门静脉引流到肝，肝内大量枯否氏细胞就是免疫细胞，可以补充屏障。再后，如果漏过了肝屏障进入肺毛细血管，肺间质又是一道屏障。不过各道屏障中，胃肠屏障对胃肠道来源的异物毒素无疑是最基本也是最重要的。而所有屏障失效的后果是细菌易位、毒素吸收，临床是发热，肠源性发热对抗生素治疗无效。

五、通畅性

中医说"通则不痛，痛则不通"，这对生物体内的中空管腔脏器普遍成立。食糜在漫长复杂的消化道内通过，要维持秩序和通畅并非易事。局部结构和功能要健全，相互协调的控制也要完善，一旦整体与局部、局部与局部之间的平衡被打破，拥堵就会发生，是腹痛最常见的原因，因而通畅性也是胃肠功能的一部分。

临床消化道的许多常见疾病，如局部炎症、息肉、憩室炎、结核、水肿、肠系膜慢性淋巴结炎等都会伴有局部节段的肠麻痹或蠕动不协调，内容物通过不畅堆积在近端，轻症、不完全的通畅性障碍，是胃肠门诊的常见症状。典型情况可见于上消化道的幽门，幽门管因慢性炎症、疤痕、水肿而通畅性降低，长期会造成胃动力受损，胃排空延缓成为新常态，引发许多不适症状。下消化道的 L 结肠也是通畅性下降、导致症状的好发部位，有些人可以隔着腹壁摸到痛性痉挛肠襻。下胃肠道的这种慢性通畅性下降通常是不完全性的，也不是持续的，临床时见便秘与腹泻交替，慢性阵发性腹痛，轻症或只是隐隐作痛。

老年人平滑肌动力不足，消化酶分泌减少，食物利用率降低，粪便量增加，再加黏液分泌减少，粪块缺少润滑，老年人便秘而通畅性不足临床较多见。

导致更严重的胃肠道通畅性障碍的还有一些器质性疾病，如各种原因的瘢痕粘连、不当折叠、腔内肿瘤、外来压迫等，它们都是肠道机械性狭窄甚或完全梗阻的原因。肠系膜血管栓塞或痉挛、肠扭转、套叠等所致供血障碍导致肠绞窄，伴随肠壁坏死的将是肠麻痹和麻痹性梗阻。肠麻痹也不仅发生在肠壁血运障碍，胃肠平滑肌动力障碍也是来源之一，麻痹的管道从物理上看可能是通的，但内容物无力通过。

完全的、机械性或绞窄性梗阻（不论是幽门梗阻，还是肠道梗阻）都是急腹症。完全梗阻的最后时刻都是胃肠麻痹、水与电解质紊乱、循环衰竭、肠屏障衰竭和肠菌异位，其中任何一项都是急危重症的内容。

六、胃肠道多种功能间的关联

胃肠道各段构造的功能各有侧重，但不论从进化的系统发生上、组织胚胎的个体发育上，还是在功能上，它们都是相互关联的整体，任何局部的改变都会有消化道整体功能的变化。消化道各处消化酶和水液分泌、运动搅拌、肠道菌群等各种功能相互配合和联动，互相促进也相互制约，正常情况下它们均衡协同地完成整个消化功能。

咀嚼会引起结肠运动增强，口腔化疗、腮腺炎甚至拔牙均会引起全胃肠运动减缓和消化吸收障碍，肝功异常或胆管不畅、胰腺萎缩或胰管缩窄、肠结核、肠肿瘤、息肉、阑尾炎、憩室炎等，都会出现消化功能的整体紊乱和减退。

七、消化功能的调控

1. 中枢神经

不良情绪会导致食欲不振，而美食哪怕只是听菜名也能让人流口水，"好吃就多吃点"是中枢忽略胃肠感受而发出的指令，也是一般人的实践。巴甫洛夫的"狗分泌唾液"实验和曹操的"望梅止渴"故事，都是神经中枢皮层部分应对外环境（包括语言刺激）的条件反射，冲动由皮层先传到皮层下生命中枢胃肠功能调节的区块，然后继续下传，引发胃肠蠕动、消化腺分泌和消化吸收功能增强。中枢的不良情绪则会导致消化功能的抑制，中医说思虑过度，耗伤心血，将伤及脾之健运，导致心脾两虚，这里的"心"应指神经中枢，而"脾"是指消化。进食专心、"食不语"不仅是减少误吸，也是减少外环境经皮层对消化功能的干扰。

近年，中枢调控与胃肠道感受器之间反馈调节的临床意义受到重视，有说法认为生命中枢与某些局部刺激打破了原有的良性负反馈的平衡，而转为一种过度感受和过度反应的正反馈，认为这可能是肠易激综合征的成因。

2. 食物

食物是胃肠功能的必要刺激，从调节机制上看，是胃肠感受器和胃肠外色香味感受器等向生命中枢传递信息后在中枢的整合调节。均衡安全的食物种类及适宜的食量和节奏都是胃肠功能维持良好状态必不可少的正性刺激，"用进废退"，因此，危重患者为获得营养支持应尽量开发胃肠，只要胃肠能用，即试用后胃滞留不重、腹胀不明显加重，就可由少到多、由稀到稠继续观察使用。

暴饮暴食是自我摧残，"不饱食"则是值得提倡的健康进食方式的一部分。其他如不洁食物、不适应食物（包括食物过敏和仅是不适应）的摄入，通常导致胃肠运动加剧，临床多表现为顺向的腹泻和（或）逆向的呕吐，有的也可能引发急性或慢性的胃肠肌肉麻痹，造成内容物淤滞如胃扩张。不当饮食除胃肠运动障碍，还基本都伴随消化、吸收和屏障功能的同步减退，包括消化酶分泌减少，主动吸收能力下降，屏障功能减弱、毒素摄入增加等。

3. 药物

几乎所有口服药物都会对胃肠功能产生影响。临床消化科医师使用的许多药就是利用药物对消化功能的影响，如催吐、导泻、胃肠动力药，补充外源性消化酶或胃酸抑制药，还有抗酸、解痉、胃肠黏膜保护药等。

其他专科的药物也或多或少都会对胃肠功能产生干扰，口服抗生素会影响胃肠道菌群生态，常常是不良影响，严重的有伪膜性肠炎，这是由抗生素诱导出的一种并发症，平时被肠道菌内生态压抑的难辨梭状芽孢杆菌获得机会异军突起，不但难辨而且难治。一旦发生，它的毒素吸收常导致胃肠功能衰竭和严重全身中毒症状。

许多药物经肝排泄，有肝毒性，可能导致肝功能减退并影响消化功能。

中药也有多种药物和方剂影响消化功能，其中所谓补"脾阳"的观念和手段是西医没有的，机制可能是天然药物与一些胃肠局部激素类同，中药常多种药物配合使用，综合调节各种功能。

4. 机体其他脏器功能对胃肠功能的影响

各种全身性疾病或功能异常都会影响胃肠功能，如急、慢性循环障碍会导致消化道微循环灌注不足或淤滞，肺气体交换障碍，会使消化道组织中 CO_2 增加、O_2 含量减少和消化道组织细胞代谢异常；肾功能障碍代谢产物滞留体液和组织中，使食欲减退；妊娠妇女内分泌平衡变动，不同时期会有不同胃肠反应；高血糖引发胃瘫，低血糖引发呕吐等等。此外，机体多个部位的局部病变也常合并消化道症状。

5. 年龄

胃肠功能与年龄相关，随着年龄的增长，胃肠组织细胞和器官结构老化，包括感受器，功能活性趋于减退，所谓"脾阳不足"。老化的影响是多方面的，有上文提到的中枢机制，还有胃肠道自身改变。肌肉出现纤维化趋向，胃肠肌肉动力减退和顺应性降低，导致食欲减退、食量减少，食物在胃肠道滞留时间延长；消化腺分泌减少，消化不良发生；黏膜细胞老化，主动吸收能力减退，通透性增加，黏膜屏障降低等。老年人即使摄入食物总量和各种营养素含量不低，但由于消化减少和吸收不足，也可能出现营养不良。

八、消化功能临床分级

临床为了解胃肠功能状态，可对其进行综合功能分级。

A：胃肠各种功能正常，食欲良好，无胃肠不适。

B：动力减退或紊乱，肠鸣音减少或亢进；消化不良、时有嗳气，每日摄入食量较正常减少，但减少量在30%以内。

C：胃肠潴留，轻度恶心、少量呕吐，腹泻或便秘或交替，能进食，但摄入量减少30%~70%，可能低热；或持续腹泻48小时以上，水样便或黏液便或血便。

D：腹痛、腹胀，肠鸣音少，对药物通便和灌肠治疗反应不好；可耐受的经口摄入量在正常量的20%~30%以下（包括鼻饲）；可能有应激性溃疡出血和（或）持续肠源性发热；持续腹泻导致低血容量休克或水电解质紊乱。

E：胃肠瘫痪，肠鸣音基本消失，腹部触诊可能发现淤滞的痛性肠袢；持续发热 38 ℃ 以上且有上升趋势，血象可能轻度升高。

九、中医对消化功能的描述

中医认为"脾胃"职司消化，胃是一个解剖上确实存在的实质脏器，"人以胃气为本，胃气强则五脏俱盛，胃气弱则五脏俱衰""有胃气则生，无胃气则死"，这样的描述是准确的。至于中医"脾"并非现代解剖概念，而是胃肠运动、消化功能的代名词，"脾主运化"。胃是从解剖讲，而脾是从功能说。中医认为脾胃表里协同，是"气血生化之源"，营养代谢物质之源。

消化系疾病多，症状多样，西医习惯以病理解剖可见的器质性改变作为疾病诊断，如胃肠镜下的慢性胃炎、慢性肠炎、溃疡、憩室炎、息肉、肿瘤等，它们都是形态学所见，却未必是多样症状的直接原因。解剖学改变与功能异常并不能一一对应，同样的，解剖学诊断可能症状不同，相同的症状却可能源自不同的解剖诊断，且有些症状可能找不到任何解剖学改变。传统中医的视角不同，他们更重视功能分析，病理解剖与病理生理相结合，中医与现代医学互相补充、相得益彰。

中医重视调理胃肠功能，临诊常见"脾胃虚弱""脾气虚""脾阳虚""胃阴虚""脾胃虚寒""中气下陷"等诊断，其中最常见的是"脾阳虚"和"脾阴虚"。

"脾阳虚"可能对应西医肠道运动异常、痉挛腹痛和泄泻等肠道刺激症状，在此基础上若合并胃肠循环灌注不足和（或）组织间液量增加、肠壁水肿，则兼有脘腹隐痛、喜温的局部症状和畏寒肢冷的全身症状，被称为"脾气虚"。

中医对"脾阴虚"的描述是饥但不欲食，食入不化，腹胀隐痛，脘腹灼痛，口干咽燥，干呕呃逆，大便干结，营养不良，形体消瘦，体倦乏力，舌红苔黄，无苔或苔剥落，脉细或细数等。从症状描述看，涉及胃肠运动、消化液分泌、吸收、胃肠微循环灌注等多个方面，所谓耗伤脾胃阴血及津液，各种消化功能的储备减少，而胃肠微循环内血流和胃肠组织细胞兴奋性不减，形成以上阴虚火旺的临床症候群。

现代医学较少关注胃肠的微循环，原因可能是对活体不易观察和证实，中医依据经验对此却很重视，胃肠症状加舌诊是中医临床的基本依据。对舌质淡、苔薄白或舌质红绛的观察，可推断胃肠血液灌注的状态。中医对脾胃虚弱的理论补充了现代医学对胃肠消化功能的认识，也为治疗提供了更多思路。

消化道疾患通常病程长，胃肠各种功能的储备常因消耗而不足，但机体对营养的需求是持续的，结果常是胃肠功能的兴奋性被中枢调动趋高，而实际功能低下两者的矛盾表现，病程迁延绵长。中医概念的脾胃阴虚和阳虚交替，最终阴阳两虚表现是泄泻时轻时重、时发时止；大便稀溏，色淡无臭，夹有不消化食物残渣，食后易泻，吃多腹胀，便多，食欲不振，面色萎黄，神疲倦怠，形体瘦弱。

04 代谢功能

人体从胃肠摄取的各种物质都要经过机体的转化，才能变成自身的成分，这是代谢过程。摄入物质多种多样，有水、各种无机物、有机物、电解质、微量元素、维生素等等，它们在体内都有确定的代谢过程并实现确定的存量平衡和相互平衡，广义的代谢发生在全身所有角落，是各种生命功能的物质基础。本文只涉及与能量相关的发生在细胞内的营养代谢。营养代谢离不开酶的参与，而酶的种类、活性，有物种的系统差异，也有个体差异，遗传性保守和变异在其中扮演着基础性角色，代谢同时也受环境和生活方式的重要影响，先天和后天共同决定了每个人的代谢特点，以及与之相关的体质和易感疾病类型。

营养代谢为生命提供能量、保障组织的结构、提供生长繁衍的物质，是生命的基础，代谢终止意味着生命终结。营养代谢发生在人体所有细胞中，为各个细胞的新陈代谢提供更新的物质和维持活力的能量。在系统进化中，尤其是到达顶端的人类，更是分化出有服务整体的代谢脏器－肝脏，肝是人体营养代谢的"加工中转站"和枢纽，为周身复杂多样的细胞代谢提供丰富多彩的基础性"初级营养品"。

一、营养代谢的种类

代谢有分解、合成两类，分解代谢将营养底物大分子的部分化学键解离，将其中携带的能量释放，这个过程又称异化。合成代谢则是生物体将摄取的或被异化后的较简单底物进行生物重组，变成自身一部分的过程，又称同化。这两种代谢主要在周身组织的细胞内进行。分解和合成两者在能量上互相支持、物质上相互转化，分解代谢提供能量、支持功能，也为同化提供物质原料；合成代谢提供能量储备，也支撑机体的结构合成，分解与合成两者始终在动态平衡之中。代谢受遗传和生命周期的生理调节，婴幼儿发育长大是合成代谢优势，老年人多种机能下降是合成不足而储备能力不足。代谢平衡也受疾病和生活方式干扰，发热消瘦是分解代谢优势，过量摄入和缺少运动则体脂增加。

二、营养代谢的三大底物

人类的主要营养底物有三大类：糖、脂、蛋白，它们在体内可以相互转换，也经常交错结合，再加上多种微量元素和自然界的有机或无机结构的参与，组成了丰富多彩、功能各异的机体组成成分，是生命体结构与功能的物质基础。

三、营养代谢过程

在消化道内，营养物在适宜的酸碱水溶剂环境中、在催化酶和物理性碾磨搅拌糅合等的共同作用下，分解成能透过胃肠屏障的小分子，经胃肠壁的半透孔道进入到肠道血流，经门静脉汇集进入肝脏。在肝内改造，有的成为体细胞可以直接利用的单糖、脂肪酸、甘油、氨基酸等，有的按照机体自身 DNA 序列编码重组，合成符合个体特点的各种糖类、脂类、蛋白类，以及它们之间相互结合的种种复杂"初产品"，再将它们经血流提供给周身组织细胞。之所以称它们是"初产品"是因为到达最终效用场所后，它们还要被再加工。

1. 糖代谢

糖是一大类化学结构为多羟醛或多羟酮及它们衍生物的有机物，也称碳水化合物，总量约占体重的 4%。这其中有葡萄糖（glucose）和糖原（glycogen），它们是提供能量的主要存在形式，更多的是与其他物质如脂类、蛋白类组成复合化合物，参与组织结构和激素样功能调控。本文将只讨论作为能量营养提供者的单糖和糖原代谢。

葡萄糖是糖在血液中的运输形式，周身细胞都可直接利用，血糖浓度受中枢调控，也与饮食摄入相关，昼夜变动有一定规律。临床生化检验中常见的血糖是血液中的葡萄糖（blood glucose）

浓度，是反映机体糖代谢状况的重要指标之一。正常情况下，血糖浓度相对恒定（正常人空腹血糖 3.9 ~ 6.1 mmol/L 或 70 ~ 110 mg/dL）。空腹血糖高于 7.0 mmol/L（125 mg/dL）称高血糖，低于 3.9 mmol/L（70 mg/dL）称低血糖。血糖过高（＞8.9 ~ 10.0 mmol/L 或 160 ~ 180 mg/dL）超过肾小管重吸收能力，会出现糖尿。

糖原在结构上是葡萄糖单糖的多聚体，是糖在体内组织中的储存形式，主要有肝糖原、肌糖原、肾糖原等，葡萄糖与糖原两者时时动态转换，成人体内各种糖原储存的总量约为 400 g。

碳水化合物类食物是血糖的主要来源，经肠道消化吸收后餐后血糖会有一定程度升高，但只要机体调控机制和调控器官（如胰岛细胞）功能正常，血糖会很快回复。血里的糖被周身细胞不断消耗，消耗的部分补充，即空腹血糖的维持来源于肝糖原分解，所以，空腹血糖的测定值既反映中枢内分泌的调节，也反映肝功能糖原储备。长期饥饿或大量消耗状态情况下肝糖原供不应求，机体有脂肪水解、蛋白分解等的糖异生机制生成葡萄糖作为补充。

血糖的去向：一是在组织细胞中氧化利用，这是持续进行的；二是被储存，主要在肝脏，运动后也补充肌糖原的消耗；三是被转化，转变成其他糖或非糖物质，如核糖、氨基糖和糖醛酸、脂肪和非必需氨基酸等，参与机体的生命活动。所参与的能量储存是以脂肪的形式，碳水化合物吃多了会胖，就是糖转化成了脂肪。

葡萄糖在组织细胞内的分解代谢是在酶的催化和控制下分解

成水、二氧化碳和含有高能磷酸键 ATP 的过程，这个 ATP 正是人体各种功能所消耗的能量来源。葡萄糖在氧供充足的情况下，在细胞内经酵解和三羧酸循环过程完成氧化。葡萄糖氧化能提供多少能量？生物化学教科书中的经典回答是 1 g 分子葡萄糖充分氧化可得约 32 g 分子 ATP，每克分子 ATP 可提供约 30.5 kJ 的能量。临床可以简化理解为 1 g 葡萄糖充分氧化可产生 4 kcal 能量。在无氧或乏氧条件下葡萄糖的分解不完全，只进行无需氧参与的酵解一段，释放能量较少，且产生乳酸等中间产物，动脉血乳酸水平因此是判断组织氧供状态的可靠指标。

体内实际进行的糖类分解代谢要比上述葡萄糖之类单糖分解更复杂，体内复杂糖类也分解，它们除提供一定量的 ATP 外，在系列分解过程中形成的某些中间体碳架，是合成脂类、蛋白质、核酸等生物大分子的原料。

糖的合成代谢是指生物体将葡萄糖及某些小分子非糖物质转化为糖或低聚糖及多糖的过程，这个过程是耗能的。

糖代谢无论分解或合成，都有多种酶的介导，这些酶相互间的活性平衡是糖代谢分解与合成平衡的基础。

正常人的血糖由神经、内分泌、肝脏及其他组织器官共同调节，各种调节因子间存在精细的动态平衡。神经系统对血糖浓度的调节主要通过下丘脑生命中枢、经植物神经和内分泌系统的途径进行，主要是通过胰岛素、胰高血糖素、肾上腺素、糖皮质激素、生长激素及甲状腺素等，以及它们之间的相互协同和拮抗。

血液和组织间液中的糖在胰岛素介导下进入组织细胞内被利用，胰岛素介导下血糖也进入肝细胞，在肝细胞内，糖主要不是氧化提供能量，而是将葡萄糖合成肝糖原，从而血糖降低。血糖浓度高时，反馈刺激中枢，使胰岛素分泌增加，血糖更多地进入细胞内合成肝糖原，血糖浓度偏低时，也是在中枢和内分泌调节下，肝糖原分解及（或）糖原异生，升高血糖，肝脏是血糖浓度调节的最重要器官。

正常血糖浓度对保障机体组织器官利用非常重要，特别是脑组织几乎完全依靠葡萄糖供能，血糖供应不足会使神经功能受损。在循环章节中，有半数细胞死亡时间的概念，它对血糖供应同样适用。若血糖低于 3.9 mmol/L，机体会产生功能损伤的反应，若低于 2.8 mmol/L（50 mg%）可能出现昏迷，低于 1 mmol/L（18～20 mg%），即使循环灌注和氧供都好，其低 ATP 供给的效果也相当于心肺骤停。也因为半数细胞死亡时间的原因，低血糖所造成的器官功能损伤，除与低血糖程度有关外，也与持续时间密切相关，持续低血糖对组织细胞的能量供应衰竭一旦超过半数细胞死亡时间，器官损伤将不可逆（参见图 1-5）。

高血糖则是糖尿病的基本表现，不论空腹或餐后，若血糖高值，超过一定标准都应考虑是糖尿病，至少是糖耐量缺陷。1 型糖尿病的病因是先天或后天因素的胰岛细胞分泌胰岛素不足，是胰岛素依赖型；2 型糖尿病是体细胞和肝细胞中的酶系统对胰岛素失去敏感，胰岛素分泌量在 2 型糖尿病早中期常常不低，甚至可能还因高血糖而代偿增高，胰岛素抵抗使血糖进入细胞障碍，胰岛素血浓度虽高，但降糖作用弱，高胰岛素血症促进脂肪合成，导致蛋白代谢紊乱，临床出现肥胖、超重、高尿酸等临床问题。

高血糖带来的脂代谢异常会直接损伤微血管和毛细血管内皮细胞，使基底膜增厚、血管壁弹性降低、管腔变细，凝血酶原活性增加，刺激血小板聚集，局部形成无菌性炎症，引发许多糖尿病微血管病变的并发症，如糖尿病肾病、糖尿病眼底病、糖尿病皮肤等。糖尿病脂代谢的改变同样影响神经鞘膜的组成，成为脱髓鞘病变的起因之一，中枢和外周神经（包括植物神经）都可能被波及，依据累及的部位，临床表现多样，例如糖尿病末梢神经炎、糖尿病胃瘫等，临床统称为糖尿病神经病变。在人体内高血糖还为致病菌滋生提供良好条件，有利于感染性疾病的发生和发展。

对糖代谢目前的临床认识还较多集中在葡萄糖和血糖及与之相关的耐量曲线、胰岛素水平 C 肽等，也关注到了它们对脂代谢、蛋白代谢的影响，但糖代谢异常对全身代谢影响的更多临床意义以及遗传控制，还待更充分的认识和阐明。

2. 脂代谢

脂类约占体重的10%，是机体能量储备的主要方式，也是参与组成人体结构和执行组织功能的基本物质。脂类在体内以多种形式存在，简单的前体有甘油、脂肪酸、胆固醇等，复合的主要是脂肪、磷脂、糖脂等。临床脂代谢测评中最为人熟知的是脂肪总量以及它的周身分布特点，实验室检验中常用指标是胆固醇、甘油三酯和脂蛋白。

（1）脂肪（fat）

脂肪是体内含量最多的脂类，它由甘油和脂肪酸合成，甘油三酯是脂肪的主要形式。脂肪分子中含多个富能生物碱，是机体能量储存的主要方式。前文提到葡萄糖是提供机体能量的主要方式，但糖原作为能量储备，最多只有 400 g 左右，还因使用效率原因不可能全部用光。饥饿绝食一天内，糖储备就会枯竭，这时只能依靠糖原异生，糖原异生来源有蛋白和脂肪，慢性饥饿的糖原异生主要靠体脂。

体脂主要源自胃肠道摄入，但也可由葡萄糖代谢转化而来。摄入脂肪的转化过程是首先在肠道经胆汁乳化成乳糜小颗粒，胰液和肠液中的酶进一步将它们水解，成为游离脂肪酸和甘油单酯，经小肠吸收入血后，部分被组织细胞直接摄取继续氧化向下分解提供热量，剩余部分在肝细胞、脂肪细胞和小肠细胞中重新合成为脂肪，其中主要在肝。肝能合成脂肪但通常不储存，在肝内合成后的脂肪需与载脂蛋白、胆固醇等结合，然后又入血，再转运到肝外脂肪细胞中储存或被利用。肝合成的甘油三酯若不能及时转运，就形成脂肪肝。所以脂肪肝的存在说明，肝细胞内脂肪合成速率超过了转运的速率，或是脂肪合成太多，或者是肝功能差，常常这两者同时存在，超声诊断脂肪肝如果能排除不良生活方式的摄入过多，那就提示肝功能减退，至少在脂肪清运方面减退。

人体各部位的脂肪细胞既能合成也能储存脂肪，是脂肪的仓库。

脂肪分解是脂肪在甘油三酯酶的催化下，分解成脂肪酸及甘油的过程，它们被释放入血，供其他组织细胞氧化利用。在氧供充足的情况下，脂肪酸可以彻底氧化成 CO_2 和 H_2O，并释放出比碳水化合物和蛋白质更多的能量，临床以 1 g 脂肪充分氧化提供 9 kcal 能量计算，多数组织细胞均能利用脂肪酸。但脂肪酸不能通过血脑屏障，所以脑细胞不能利用脂肪酸，脑通常只靠葡萄糖供能。

脂肪酸在肝细胞内降解氧化时会生成特有的中间代谢物 - 酮体（包括乙酰乙酸、β 羟丁酸和丙酮），酮体溶于水，分子小，可通过血脑屏障，故在长期饥饿时可作为特殊情况下的特殊能源提供给脑细胞。但在正常情况下，血中酮体量很少，脑细胞很少利用，尿酮体正常也是阴性。而严重糖尿病患者，因胰岛素和相应酶的作用缺乏，糖进不到细胞内而无法给组织细胞供能，脂肪酸于是在肝内转化提供部分能量，同时生成大量酮体，超过肝外组织利用能力的酮体会引起血和尿中酮体升高，引发糖尿病酮症和酮症酸中毒。

脂肪的合成和分解是动态平衡的，而平衡的偏向决定了人的胖瘦，热卡的摄入量和糖代谢脂代谢的调节异常，都会影响平衡的状态。随着生活水平的提高，肥胖和超重已成为国人的重要健康问题，已被确认是多种慢病的危险因素。

（2）磷脂（Phospholipid）

磷脂是一类含磷酸根基团的脂类，主要从食物中获取，肝细胞也能少量合成。磷脂是生命基础物质之一，它种类多样，与蛋白质、糖脂、胆固醇等其他分子组成多类复杂分子。磷脂的分子结构同时具有亲水和疏水双重极性，可以构成脂双分子层，所以是细胞膜的重要组成，亲水头在膜外表面，疏水头位于膜内侧，各类组织细胞的膜约有 50% 的成分是磷脂类。磷脂还有功能调节的作用，包括活化细胞、维持新陈代谢、参与激素分泌、调节免疫活性、增加免疫储备和促进再生等，磷脂还参与脂肪代谢，能帮助分解过高的血脂和过高的胆固醇，因此有降低血清胆固醇、促进脂肪代谢和抑制脂肪肝发生的作用。

磷脂在体内的存在主要有甘油磷脂和鞘磷脂两大类。由甘油与脂肪酸、磷酸及含氮化合物共同组成的是甘油磷脂，由神经鞘氨醇与脂肪酸和磷酸组成的是鞘磷脂。

甘油磷脂在体内存在较多的是卵磷脂（磷脂酰胆碱）、脑磷脂（磷脂酰乙醇胺）、心磷脂（二磷脂酰甘油）、磷脂酰丝氨酸、磷脂酰甘油和磷脂酰肌醇等。鞘磷脂在体内含量最多的是神经鞘磷脂。

磷脂代谢同样受控于各种酶，而酶的合成受遗传基因核糖核酸链的控制和复制，某些酶的缺陷会成为临床疾病的来源，成为一些高脂血症、智力不全、痴呆等的病因。

（3）胆固醇（cholestenone）

胆固醇广泛存在于机体组织中，在脑和神经组织中含量最高，其次是肝脏和皮肤。胆固醇在体内有广泛生理作用，许多重要生命物质的合成都需要胆固醇作为原料，如在肝内参与胆酸形成，是胆汁的一部分；它也是细胞膜的重要组成成分；它还是内分泌腺合成肾上腺皮质激素和性腺激素的原料，皮质醇、醛固酮、睾丸酮、雌二醇以及维生素 D 等，都属于由胆固醇参与合成的类固醇激素。

体内胆固醇的主要来源是人体自身合成，其次是胃肠道补充。日常人们认为限制了胆固醇摄入就可以控制高胆固醇血症的看法是一种误解，但毕竟也是来源之一，过量摄入仍然是一个健康问题。人体肝脏是胆固醇合成的主要场所，但几乎全身各类组织细胞也都可在自身细胞内合成，这提示了胆固醇的存在对机体功能的重要性。

胆固醇的合成与分解转化由多种酶介导，有加速酶也有限速酶，任何一种酶的活性异常都会导致胆固醇代谢的失衡，高胆固醇血症和肥胖一样，已是脂代谢异常的常见临床类型，正常血液胆固醇含量应在 110 ~ 200 mg/dL（3 ~ 5.2 mmol/L）之间。血胆固醇浓度除与酶活性相关（因而与遗传有关）外，还与摄入膳食中脂类总量与结构有关，也与运动消耗量有关。现代研究证明，高胆固醇血症与动脉粥样硬化、静脉血栓形成和胆石症都有密切关联。低胆固醇血症也是健康问题，它不利智力发育，可能导致免疫低下、抑郁症增加，老年人的低胆固醇可能增加脑出血和心肌梗死的风险。临床低胆固醇可以是继发的，也可以是原发的，继发的多见于甲状腺功能亢进，肝损害如肝炎、肝硬化等；原发性低胆固醇血症多由饮食不均衡所致（长期素食、偏食，油脂和胆固醇摄入过低等造成）。

事物总有两面性，胆固醇对人体功能是不可或缺的物质，但过高、过低都成病态。对血胆固醇的调节是临床慢病防治热点之一，认为均衡膳食、适度运动的健康生活方式是重点，不吸烟是减少循环介质对血管壁的损伤，与胆固醇调节共同成为心脑血管病防治的重要内容。

胆固醇几乎不溶于水，因此它在血液这个水的环境中基本都是以与蛋白结合的方式（载脂蛋白）存在。

（4）脂蛋白（lipoprotein）

脂蛋白主要由蛋白质、甘油三酯、磷脂等组成，主要作用是脂类（主要是胆固醇）转运。血浆脂蛋白有多种，它们具有相似的基本结构，依据蛋白、脂质比例的不同可以分为极低密度脂蛋白（very low density lipoprotein，VLDL）、低密度脂蛋白（low density lipoprotein，LDL）和高密度脂蛋白（high density lipoprotein，HDL），它们各自转运的脂类不同。VLDL 是运输内源性甘油三酯的主要形式，LDL 是将肝合成的胆固醇（结合了胆固醇的 LDL 称 LDL-C）向肝外转运，HDL 的主要作用则相反，是将胆固醇从肝外组织转运到肝（结合了胆固醇称 HDL-C）。这些脂蛋白及其与胆固醇的结合物都是临床血脂检验的常规项目。LDL-C 的功效之一是运送胆固醇等脂类物质，使作为"原料"修复动脉血管内壁上的介质损伤，HDL-C 则将肝外如动脉血管壁上的多余脂质带回肝内，两者构成平衡，LDL-C 过高和（或）HDL-C 过低，会造成胆固醇类"修补物"在血管壁上过多沉积，导致动脉腔内斑块的形成。

动脉腔内斑块形成与血管平滑肌变性、动脉内膜损伤一样，都是动脉粥样硬化的原因。斑块的形成过程始动于动脉内膜内皮细胞的损伤（最多见是介质性损伤，如尼古丁、组织来源的日常细胞因子和毒性介质），这触发中枢调控下的机体自发修复过程，脂代谢和脂转运作为物质基础参与了这个过程，两类脂蛋白输送之间需要有精细完善的平衡，包括两者量和活性的平衡。若脂代谢异常，或加上内皮细胞损伤程度重、中枢调节异常等因素，血管壁"修复物"就成为斑块。斑块本质是一种非菌性炎症病变，斑块的增大或破裂会阻碍血管通畅性，导致动脉所供应的组织或器官缺血甚至坏死，是重要脏器局部大血管源性缺血的原因，临床见于心脑及外周血管病。

目前临床对脂代谢的认知较多集中在超重、肥胖、体脂分布、高胆固醇血症、HDL-C 和 LDL-C 等领域，重点研究它们与高血压、糖尿病和心脑血管病等的关联和协同效应，目前确认，脂代谢异常与糖代谢异常一样对人类健康有重大威胁。近年将糖代谢、脂代谢异常以及相应循环改变（如高血压）综合在一起进行干预，并冠以代谢综合征的名称，这标志着对代谢性疾病的重视。

3. 蛋白代谢

蛋白质（protein）是生命结构和功能活动的物质基础，蛋白就是功能，是生命活动的主要承担者。蛋白总量约占体重的15%~20%，种类成千上万，如胶原蛋白、核蛋白、膜蛋白、脂蛋白、糖蛋白、角蛋白、免疫蛋白、球蛋白、白蛋白、纤维蛋白、抗体蛋白、酶蛋白、肌蛋白、多肽激素和血红蛋白等等。仅在血液中可以区分检出的蛋白就有3000种以上，不同蛋白各有其独特结构和独特功能。有的蛋白和它的含量决定了生命周期的规律变化，有的蛋白确定了这个人的代谢类型、是不是容易得某种病及机体各部分功能活跃程度等等。多数蛋白的种类、结构、规律变化等都由遗传决定，遗传决定的蛋白差异是产生个体差异的主要基础。

口服摄入的动植物蛋白在胃肠经消化水解成氨基酸被吸收，吸收入血的氨基酸有少部分在组织细胞内继续降解，成为异生的糖原或转化为脂质的原料，但更多的氨基酸在肝内按照自身的规则和需求，重新合成人体自身的蛋白质。人体蛋白质的肝内合成可分为氨基酸合成、转录、翻译、修饰和折叠五个阶段。

但被吸收入血的未必都是氨基酸，也会有其他小分子的蛋白类物质，它们也在肝脏内进一步降解或重组，但也可能成为异种蛋白的抗原，引发过敏性疾病。未被分解和吸收的蛋白质由粪便排出，粪便的臭气就来自未吸收的蛋白。

氨基酸是蛋白质的基本组成单位，作为合成基本原料的氨基酸在人类有 20 种，其中 12 种机体可以自行合成称非必需氨基酸，余下 8 种（儿童 9 种）机体不能自行合成或合成速度不能适应机体需要，从而必须由食物额外补充的称必需氨基酸。在对重症患者作代谢支持时，需要了解这些氨基酸的知识。

多种氨基酸以"脱水缩合"的方式按一定顺序结合组成多肽链，再由一条或多条多肽链按特定方式结合成高分子化合物，又经盘曲折叠形成具有一定空间结构的蛋白质，空间结构是所谓"抗原性""受体"的基础。蛋白质的功能与它们的组成及空间结构相关联，蛋白质中的氨基酸序列组成由对应基因编码确定。

蛋白在体内不断合成也不断分解，它们会"疲劳"、老化和消耗。分解的产物又回到基本单位 - 氨基酸，这些氨基酸多数被再利用，循环产生新的蛋白质，也有部分继续降解，充分降解糖原异生的最终产物是 CO_2、H_2O、氨气、ATP 以及一些细胞因子、介质等，经不同渠道排出体外。

人体蛋白质不断合成与分解，在中枢调控下处于动态平衡，平衡点随年龄、生命周期、疾病等因素移动。中枢的调控有多种途径，其中包括几乎所有激素，如生长激素、甲状腺素、肾上腺皮质激素、性激素和肾上腺髓质激素等的规律变化。青少年生长发育、胎儿发育和老年人功能退化等临床现象，都是蛋白平衡移动的临床体现。

前文提到疾病及饥饿情况下因摄入不足及对能量需求的增加会引发糖原异生，脂肪和蛋白的糖原异生是同时发生的，两者相比，蛋白的异生过程相对较快，急性重症首先表现出来的是蛋白消耗，然后是负氮平衡。脂肪是机体能量储备的主要方式，但动员较慢，既不能一口吃个胖子，饿一天也消耗不了多少脂肪。不过饿一天会明显使人发软，是因为蛋白消耗中肌蛋白首当其冲。人体蛋白不是作为能量储备用的，蛋白都有功能，蛋白消耗意味着功能丧失，病后体虚无力、思维迟钝、消化减退，就与骨骼肌、脑和胃肠蛋白的消耗有关。

慢性消耗性疾病虽从糖原异生来源看主要消耗体脂，但蛋白也不能幸免，长期消耗和摄入不足会导低蛋白血症，蛋白缺乏会有功能减退、体重下降、意识淡漠、贫血、发育不良和免疫低下等的后果。这对危重患者尤其不利，是脏器功能衰竭的促进因素，即使原发病因得到控制，也容易反复和"节外生枝"。为减少并发症和促进康复，对所有患者都应早期就注意营养支持。

营养过剩、蛋白摄入过量是又一类临床情况，过量摄入的蛋白不会以蛋白形式在体内储存，它们有的不被消化，随粪便排出；有的吸收但被糖原异生，再被转化成脂肪，造成脂肪堆积，这加重了糖代谢和心肺功能的负担，过量的蛋白分解产生多量氨等产物，又加重肾和肝脏负担。这对身体情况好、短时间内饮食增多的人群来说，也许不是大问题，但对有肝肾功能不全的患者则可能是个麻烦。

除了蛋白的多少，蛋白的异常代谢也是许多疾病的来源，多数还是疑难病，如痛风的基本病因是嘌呤核苷酸代谢的加速；阿尔茨海默病（Alzheimer's disease，AD）被认为是一种与蛋白代谢紊乱相关联的疾病，可能与 β 淀粉样蛋白（Aβ42）在脑内过量沉积和 Tau 蛋白过度磷酸化有关；还有淀粉样变，是个累及多脏器的全身性疾病，受累脏器的功能会逐渐衰竭，它的基本病因是大量多种可溶性纤维蛋白代谢紊乱并在多个器官中沉积，因这些蛋白内含淀粉样结构，早期被临床重视时因其遇碘染色，故称之为淀粉样变性，名称延用至今，但实质是蛋白代谢问题。

四、肝脏是最重要的营养代谢器官

人体每个细胞都有自己的代谢，每个细胞的代谢又必须有整体代谢的支持，这种支持既有调节控制的酶的支持，也有提供原料底物的支持，其中提供底物"初产品"支持的最重要脏器是肝脏。对糖代谢，肝脏将胃肠吸收的单糖转变为肝糖原而贮存，在劳动、饥饿、发热时，又将糖原分解为葡萄糖提供给周身细胞。有肝病的人这种合成和分解功能下降，血糖会异常波动，既可能有餐后的糖耐量低减，也可能是应激时或轻度饥饿时的低血糖。

肝脏也是脂肪运输和代谢的枢纽，经消化道吸收的部分甘油和脂肪酸在肝内合成脂肪，以后转运出去贮存为体脂。肝脏还是体内脂肪酸、胆固醇、磷脂合成的主要器官，肝脏的调节使人体血脂各种成分相对恒定。肝细胞损伤时，脂代谢紊乱，可能出现肝功能不良原因的脂代谢异常，肝功能异常也是"脂肪肝"的重要原因。

蛋白代谢枢纽也在肝脏，消化道来的氨基酸在这里进行蛋白合成、脱氨、转氨等，合成的蛋白进入血循环供周身作原料，进一步合成各种结构和功能的蛋白。肝合成的白蛋白支撑着血浆和组织液的胶体渗透压，调节体液在细胞内外、血管内外的分布，肝病患者的血浆蛋白合成不足，因而低蛋白会浮肿，称为营养不良性浮肿。肝脏合成的免疫蛋白及各种抗体是机体免疫防卫储备功能的一部分，肝功能不良会免疫低下。肝脏将不再重复利用的氨基酸等蛋白成分继续分解，产生的氨在肝内合成尿素，再经循环到肾脏随尿排出，肝功能低下时血氨可能升高，血氨测定是肝昏迷判定的实验室指标之一。

人体 95% 的维生素 A 贮存在肝内，肝也是维生素 C、D、E、K、B_1、B_6、B_{12}、烟酸、叶酸等多种维生素贮存和代谢的场所，肝功能障碍，会使其他脏器合成的维生素不能通过肝脏利用，致使维生素缺乏，所以临床对肝病患者常需额外补充多种维生素。

激素代谢也依赖肝脏，各种内分泌腺体节律地、不断地分泌着自身的激素，控制和调整着机体各种平衡。正常情况下血液中各种激素都在中枢调控下维持它们起伏的规律，这个规律是量和活性的起伏。作为执行部门，激素的来源是内分泌腺体，去路在肝脏，肝脏按照中枢指令对各类激素的血浓度和体内总量起着调节作用。常见例子是肝病患者雌激素灭活障碍，引起如男性乳房发育、女性月经不调、性征改变、"肝掌""蜘蛛痣"等临床症状。

肝脏的代谢还有免疫防卫作用（见第七章），经门静脉接受胃肠来血,其中难免有漏过的有害物质,如甲醇、乙醇、吲哚等等,也包括药物和多种微生物性抗原物质,若没有肝脏的过滤、解毒和清除直接进入周身,将会有极严重的后果,机体周身的正常代谢也会时时产生多量形形色色的代谢产物,它们有的以原型经肾脏排出,但有些需要在肝细胞内代谢处理,减毒灭活后再经胆道或肾脏排出。

五、营养代谢的调节与控制

1. 整体调节

各种营养底物的摄取、代谢、排泄均受生命中枢调控,中枢调节中突出的是内分泌途径,内分泌激素直接或通过调节相应酶的活性,间接调节着代谢。

胰岛素和胰高血糖素是一对调节糖代谢的主要激素,它们各自调节着糖原合成酶和糖原磷酸化酶的活性。胰岛素提高糖原合成酶的活性,促进肝糖原和肌糖原合成,也促进组织细胞对葡萄糖的摄取和利用,综合作用使血糖降低,此外它还有促进蛋白和脂肪合成的作用。胰高血糖素作用相反,它提高糖原磷酸化酶活性,使糖原分解,同样它也活化脂肪组织中的脂肪酶,促进脂肪的分解和利用,促进蛋白分解和糖原异生后转化为组织可利用的葡萄糖单糖。

甲状腺素作用于周身组织细胞,提高它们分解代谢的速率,促进蛋白和脂类氧化降解和糖原异生,血糖升高。

肾上腺素、肾上腺皮质激素的糖皮质醇等应激类激素在应激时多量释放，它们除血管活性等生理作用外，也增强分解代谢。但若交感神经张力降低、肾上腺激素减少，分解代谢降低，"心定自然凉"，代谢受应激影响得到普遍认同。

其他还有垂体前叶的生长激素和男性睾酮类的性激素促进蛋白合成，是奥运会的禁药；脂肪细胞分泌的瘦素，抑制脂肪合成酶的活性等等，几乎所有内分泌激素都对代谢有影响。所有系统内分泌激素就其对代谢的影响可分为两大类，一类是促进分解代谢，提高效应器官细胞的活性，从而更高表达该器官的功能强度，另一类则促进合成代谢，同时抑制器官细胞的活性强度。

人体内分泌自身也受多种因素影响，其周期性变化的规律同样反映在代谢上，如年龄生命周期的影响，小儿代谢旺盛、生机蓬勃、"纯阳之体"，老人代谢低下、功能减退、储备减少、风烛残年。男女有别，雄激素促蛋白的合成，老年男性肌肉松弛；女性脂肪容易堆积，且对堆积的部位都有影响。日间代谢活跃，分解代谢偏高，体温也稍高，夜间代谢降低，合成代谢优势，体温偏低。同样，适应四季变化，代谢也有改变，中医有"秋收冬藏"的说法，详细机制虽尚未得到充分阐明，但无疑代谢的四季变化确有规律，这在自然界众多变温动物的冬眠习性中有更鲜明的体现。

人体内分泌存在个体和家族性差异，内分泌和相应代谢的类型在较大程度上受遗传因素影响，如有的人生来就容易胖，有的人怎么吃也"吃不胖"。对乙醇代谢能力的差异也早已引起注意，有的人一喝酒就醉，有的人多饮却能耐受。有的人容易患过敏性疾病和自身免疫病，这些都与调节代谢酶系统活性的遗传相关，代谢的先天差异也是中西医"体质"学说的基础。

2. 摄入

代谢除接受中枢调节也受摄入和局部脏器自身规律的控制。

营养底物的摄入是机体代谢调节的启动因素，肝脏局部环境中各种代谢底物的浓度，使肝细胞按照自己的运行规律和途径合成或分解，热卡摄入的过量部分，机体会自然地以适当方式储存。

营养和能量储存是人体的正常过程，储存应该也有对限度的控制机制，怎么吃也不胖就是这种机制的体现，但目前对此到底是如何运作的认识还比较模糊。只知道在控制机制有缺陷时，会有超重、肥胖的出现。

饥饿感可能在营养摄入和储存的调节中有重要作用，这种作用是双重的，一方面饥饿感有促进脂肪分解的作用，另一方面它又引起食欲促进摄入。对超重和肥胖患者的治疗中，适度的饥饿感有助于恢复机体对脂肪堆积程度的控制，有人提倡定期禁食，认为是健康生活方式的一部分，这有一定道理，但实行起来也有点难，需要有个"度"，还要配合健康的社会心理干预，对增进的食欲进行自我控制。尤其对需要减肥减重的人群，最好在专业人员帮助下进行合理的摄入量设计，并采取提高运动消耗等的综合措施。

3. 协同调节

糖、脂、蛋白代谢虽化学结构不同、代谢途径差异，也有各自的调节机制，但三者相互关联。糖代谢的异常一定会关联脂类和蛋白类代谢的改变，脂类和蛋白类的代谢异常也一定会有糖代谢的相关变化。这种关联性有中枢内分泌调节的介入，各种调节激素常常不是只有一种效应，例如高胰岛素血症，除对糖代谢的调节外，同时具有对脂和蛋白代谢的调控影响。糖、脂、蛋白三者相互之间的代谢也有直接的关联。

六、营养状态评估

代谢功能是生命的基础，临床常有必要对患者进行营养代谢的状态进行评估，代谢的复杂性要求评估是多方位的。

1. 基础代谢率（basal metabolic rate，BMR）

这是一个从基础代谢量引申出的一个比较老的概念，基础代谢量的原义是人体在清醒而又极端安静状态下必须的能量代谢量，它的描述单位是每平方米体表面积每小时千焦耳（$kJ/m^2 \cdot h$）。实际测定 BMR 虽可能，但需要条件高，不实用。替代的方法是以经验公式计算个体对基础代谢量理论正常值的偏差，因此以 % 为单位。目前较多使用的估算公式是：

基础代谢率偏差(%) =（脉率 + 脉压差）− 111（Gale 法）

当计算值偏差超过 ± 20%，认为有判断意义，目前在高代谢状态评估或极度功能低下时仍有参考意义。

2. 体重指数 (body mass index，BMI)

在社区人群中，尤其对慢病代谢综合征防治和健康教育中，评估代谢状态时最常用的指标是体重指数，它从另一个角度描述机体的能量储存与消耗之间的平衡状态。

体重指数 = BW(体重，kg)/Ht^2(身高，m^2)。

合理范围 18.5 ~ 23.9 kg/m^2，≥24 kg/m^2 为超重，≥27 kg/m^2 为肥胖，≥30 kg/m^2 为重度肥胖，< 18.5 kg/m^2 为消瘦。

3. 临床综合评估

主要依据能量储存 – 消耗的代谢评估，大致可分为以下五级。

A：生长发育良好、体态正常，体重指数在合理范围或稍高，体温正常，体脂分布匀称，机体各项功能敏捷正常。

B：重度超重或肥胖，体脂分布以腹部和大腿为主，脂肪肝；或消瘦、乏力，体重指数正常低值。长期处在以上两种状态中的一种。

C：重度肥胖但没有肥胖相关并发症；或慢性间断低热、消瘦，易感冒，但尚没有严重并发症。

D：重度肥胖，并产生肥胖相关的并发症，如高血压、糖尿病，并开始产生心脑血管病的早期症候；严重消瘦，发生营养不良性并发症，常常是感染，较长时间持续发热，需额外补充营养底物。

E：重度肥胖并引发严重心脑血管并发症；或高代谢率，虽经合理积极的营养支持，仍无法阻止自身消耗的负氮平衡，出现众多消耗相关的并发症，如肠道细菌移位、出凝血障碍、低蛋白水肿和难于控制的感染（以肺感染最常见）等。

4. 肝功能评估

作为机体最主要代谢脏器的肝脏，对它的功能评估也常提示机体代谢的状态。

A：食欲良好，精力旺盛，体力充沛。

B：食欲一般，间断无食欲，实验室肝功能基本正常，肝酶正常或轻度上升，体力不持久，偶有低血糖。

C：经常无食欲，血胆红素轻度升高，血白蛋白正常低值，凝血酶原时间和活动度（PT＋A）延长。

D：嗜睡或烦躁，血氨可能升高，肝性脑病，肝性腹水。

E：肝功能全面停止，胆汁分泌极少，腹胀，发热，高血糖或低血糖。

肝脑综合征：是一种代谢性脑病，对它的存在及程度分级也反映了机体的代谢状态。评估可分为以下五级。

A：神志清晰，对答准确，运动自如。

B：轻度神志错乱、反应略迟钝，轻度失用、写字混乱，语言含混、欣快，但查不出明确临床体征。

C：时间错乱、嗜睡，关节张力高、反射亢进，共济失调。

D：昏睡，可叫醒，扑翼样震颤，有明确病理反射。

E：昏迷，不能叫醒，无反射，去大脑强直。

七、营养支持

本文忽略对营养过度的营养管理，仅简单讨论急危重症和慢性营养不良的营养和代谢支持。营养支持包括热卡和营养底物的补充，代谢支持则包括激素等的代谢调节干预。

对一般消耗性患者，可根据他们能接受的方式和程度尽早安排，可以开发胃口，尽量鼓励自主摄入，可以少量多次。

对急症和危重症患者，尤其是合并感染的患者和外科围手术期患者，普遍存在应激性高血糖，处在糖原异生的高分解代谢状态，蛋白继续消耗，种类从肌蛋白扩大到结构蛋白和免疫蛋白等功能性蛋白，持续的应激使免疫储备降低，机体既有就医前消耗的负债，又有正在进行的新耗。接治这样的患者时，不仅要了解病因和各种重要功能的当时状态，也要对营养状态和代谢消耗的程度进行评估，这是营养和代谢支持的起点。营养和代谢支持虽不能从根本上治愈原发病，但可为其治疗和恢复争取时间，应尽早实施。

急危重症的营养和代谢支持在短期内实际无法实现正氮平衡，此时目标主要是"节氮"，即减轻负氮平衡的程度，从而减轻因蛋白消耗而造成的功能损失。许多重症患者不能口服或口服不足，静脉营养成为重要补充。静脉内匀速输入葡萄糖、氨基酸和脂肪乳的混悬液，尽力减少渗透压的剧烈波动，配以少量胰岛素，这是目前最常用处方，需要每天根据评估，包括对水与电解质状态的评估设计每日的处方。但静脉营养毕竟是非生理途径，会对代谢脏器尤其是肝脏带来额外的负担。所以，设计静脉营养支持处方时还需参看肝脏功能，评估肝脏耐受程度，这在临床常是一个困难课题，目的是既要作支持、又要避免由支持引起新的肝损伤。现在已较少应用静脉高营养的概念，热卡适度支持于 20 kcal/kg 左右，其中对一般成人，静脉葡萄糖的日供应量大约在 150～200 g，再加适量脂肪乳剂补充热卡。氨基酸的补充常以 1.5～2.5 g/（kg·d）测算，临床氨基酸液有针对不同肝肾功能的多种选择。非蛋白的热卡与氨基酸中氮含量的比通常选 100：1。人血白蛋白的应用并非作为营养物质，它只能快速和临时地提高血管内液的胶体渗透压，从而影响体液分布和支持循环灌注。营养支持液中加入维生素和微量元素的补充也有必要。

如果患者胃肠功能尚可，提倡早期改用或加用胃肠营养，这样既补充了营养、支持了代谢，也有助于维持肠黏膜屏障功能，安抚肠道菌群，使菌群平衡的破坏程度减轻。胃肠营养对胃肠功能尚可的慢性营养不良的患者是首选，可请营养师会诊，针对患者特点共同设计适当的营养处方，持续或间断地、有针对性地对慢性营养不良者进行营养和代谢支持。

八、局部代谢

在慢性疾病中，机体各局部的代谢强度并不都一致，典型例子是炎症和肿瘤，炎症的突出特征之一是局部的"热"，这有局部血流量增加的因素，但单纯的血流量增加不会使局部温度高于血温，炎症的"热"主要来自局部细胞分解代谢的超常旺盛。恶性肿瘤是另一种局部高代谢，肿瘤局部未必温度高（因多量毒性介质释放入血，全身体温可能升高），但细胞合成代谢旺盛，表现为超常增殖。医院核医学科的正电子放射断层成像技术（positron emission tomography，PET）可以显示不同局部细胞群的不同代谢强度。

不同局部代谢强度的差异显然不是机体系统内分泌调控的结果，而与局部因素相关。局部微循环血流多为代谢强度高提供了必要的支持和物质保障，但应该还不是充分条件，神经和局部内分泌的反馈调节才是决定因素。现代医学对全身系统代谢有较多研究，对炎症状态也有局部发热、增殖、局部功能增强的描述。我国中医学理论则从临床观察和经验出发，提供了关于局部代谢更广泛的思路。中医的各种辨证如脏腑辨证、六经辨证、卫气营血辨证等，都对机体不同部位有"寒热""虚实"等局部代谢与疾病关联的描述，局部脏器血流高动力常伴有分解代谢强是"热"，血流少代谢低为"寒"，功能增强为"阳气旺盛"，功能低下是"阳虚"，中医依据阴阳寒热的理论结合临床经验，综合成多种临床症候群，不断提炼和修正，积累了丰富的治疗经验并提炼出各种经方、验方，值得深入开发。

05 排泄功能

　　排泄和摄入共同组成机体与环境的物质交换，缺一不可。将废料从体内排出有多个渠道，涉及多个器官。人体解剖学上的脏器几乎没有单功能的，都有兼项。

　　肾脏是主要的排泄脏器，现代医学证明它也有循环血量感知和内分泌功能，有调节血管张力的能力。此外，人的胃肠道主要职司消化吸收，但粪便、呕吐也是排泄；肺的主要功能是气体交换，但它排痰和呼出二氧化碳也是排泄，还有对全身静脉血滤过及排出众多分子结构废料的功能；皮肤汗腺的主要功能是调节体温，但也能通过"汗臭"捎带排出部分代谢产物；肝细胞主要功能是代谢，它分泌的胆汁除促进脂质消化分解外，还将经肝细胞转化的许多内源外源有害物质捎带排出，肝脏因此被认为是除肾脏外最重要的排泄器官。说到排泄，肾以外脏器的排泄虽属"兼职"，但各种排泄相互之间却不能完全替代。肝与肾的排泄有部分重叠，若其中之一发生严重排泄障碍时，会连带发生"肝肾综合征"。

　　肾脏是最重要的排泄器官，它虽有其他功能，本章只讨论肾的排泄。肾排泄的目的一是以水为溶剂，将溶解于体液中的内源性代谢废料或外源异物以尿液形式排出体外；二是"维稳"，肾脏通过选择性的排出和保留，维持了机体内环境稳定，例如循环血量的稳定、酸碱平衡的稳定和体液渗透压的稳定等。

　　尿液在肾单位中形成，肾单位数量巨大，每个肾单位由肾小球和肾小管组成，两者在解剖上相连续，在功能上相拮抗和协同。肾小球滤过形成原尿，肾小管选择性重吸收并主动排泌形成终尿，最终经肾盂、输尿管、膀胱、尿道等输送和暂存尿液的器官排出体外。

一、肾小球的功能

　　肾小球由数十个毛细血管袢及覆盖其上的肾小球囊组成，肾小球可看作是包裹在肾小球囊中的一团毛细血管球，肾动脉血的液体成分在众多肾小球中滤过。滤过膜结构有点像肺单位，也是三层结构，从内到外分别是内层、基质层和外层，内层是毛细血管壁的内皮细胞，上有大量口径不等的小孔，孔并非通透，而有一层极薄隔膜；基质层也称中层，夹在内外层之间，其中也有诸多孔隙；外层为肾小球囊囊腔的内层，由上皮细胞组成，含不规则突起称足突，同样有许多狭小间隙。这含有众多孔隙的三层结构类是一个滤器，人体肾小球滤过总面积成人约有 1.5 平方米。经过肾小球的血液有约 20% 的容量透过层层过滤进入肾小球囊成为原尿，滤过量在正常成人约有 125 mL/min，折算下来原尿一昼夜约有 180 L。原尿成分在正常情况下仅是水分及溶解其中的小分子物质，如葡萄糖、电解质、无机磷酸盐、尿素、尿酸和肌酐、其他许多小分子代谢产物及有机酸等，也有一些小分子蛋白（小分子的概念以菊粉分子大小为标准，分子量约在 5500 及以下），滤液中各种溶质浓度几乎都与血浆中相同，晶体渗透压及酸碱度也与血浆相似。血液中绝大部分蛋白质以及血细胞等不能滤过的物质，则保留在血液中，经肾静脉回流体循环，所以原尿的胶体渗透压远低于血浆。

肾小球滤过的动力是复合的，部分是物理学静水压的力学原理，但控制三层滤过膜孔隙口径和选择性滤过则有生物机制，要消耗生物能量 ATP。

评估肾小球滤过功能状态的临床常用指标是肾小球滤过率（glomerular filtration rat，GFR），临床测定方法以计算内生肌酐清除率代替。内生肌酐由体内肌酐代谢产生，日生成量相对恒定，肌酐经肾小球滤过后基本不被肾小管重吸收，所以尿中肌酐排泄量相当稳定，临床测定单位时间内经尿液排出的肌酐总量，将它与血浆肌酐浓度作比较，这个比较值就可以作为 GFR 的替代值，它标志着单位时间内肾脏能将多少毫升血中的内生肌酐全部清除出去。这里单位时间以分钟计，临床实际操作对慢性患者一般是收集 24 小时尿，再计算平均每分钟尿量，但在急重症病例中，GFR 可能短时间内剧烈波动，所以若插有尿管，也可按小时收集标本，动态测定肾小球功能的变化。

内生肌酐清除率（肾小球滤过率 GFR）的计算方法是

$$GFR = \frac{U_{Cr} \times UO}{S_{Cr}}$$

即：24 h 内生肌酐清除率 = 尿肌酐浓度（μmol/L）× 折算出的每分钟尿量（mL）/血浆肌酐浓度（μmol/L）。

因存在身高体重的个体差异，为便于与正常值比较，需要将计算所得的 GFR 进行对体表面积的矫正，即乘一个系数，此系数被规定为 1.73 m² 与被试者个人实际体表面积的比值，这里 1.73 m² 是假定的正常成人体表面积，经此矫正，所得计算值就可与以下统计正常值对照。

正常值：男性（105 ± 20）mL/min/1.73 m²，女性（95 ± 20）mL/min/1.73 m²。

为免误会，应了解这里的/1.73 m² 不是数学意义上的分母，而只是已进行体表面积矫正的标识。临床测定值若低于每分钟 80 mL/1.73 m² 以下时，则表明肾小球滤过功能减退，减至每分钟 70 ~ 51 mL 为轻度损害，至每分钟 50 ~ 31 mL 为中度损害，每分钟 30 mL 以下为重度损害，每分钟 20 ~ 10 mL 为早期肾功能不全，对慢性肾炎患者提示预后不良，减至每分钟 10 ~ 5 mL，为晚期肾功能不全，小于每分钟 5 mL，为终末期肾功能衰竭。

进行 GFR 计算需要收集 24 小时甚至每小时尿量，还要测定血和尿肌酐，比较麻烦，既然肌酐均由肾排出，如果排除实验室误差因素，则血肌酐高值应直接提示肾功能障碍，而且是肾小球滤过功能障碍，临床为简化，常以血肌酐测定替代 GFR 测定，作为肾小球滤过功能的指标。也有以经验公式换算成 GFR 的做法，这样的替代对多数病例是提供了便利，但毕竟真正测定 GFR 更精确可靠，而且能够提供早期预警。因为血肌酐升高已是肾功能障碍的晚期指标，GFR 计算对具有肾排泄功能障碍危险因素、但临床血肌酐不高且无明显体征的患者，有重要监测意义。

GFR 之外，评估肾小球滤过功能的另一重要指标是尿蛋白定量，正常肾小球滤过膜对绝大多数蛋白应该不滤过，尿蛋白高值说明滤过膜出了问题，成人 24 小时尿蛋白定量超过 150 mg 认为是肾小球功能障碍，尿常规的化验单上尿蛋白应该是阴性，但若是有了加号，且加号越多，意味着肾小球功能越差。

影响肾小球滤过的因素有多种，其中以肾小球自身问题，主要是滤过膜生物调控机制出现问题最常见，性别、年龄也有一定影响，此外重要的还有肾血流量、肾灌注压和滤过压及血浆胶体渗透压等。

肾血流量和肾灌注压取决于大血管内循环状态，包括心输出量、血压与局部肾血管阻力，肾血管阻力来自入球小动脉、叶间小动脉的血管平滑肌张力所形成的阻力，其中入球小动脉阻力最重要。肾血流量在动脉血压一定的变动范围内有自稳机制保持恒定，当动脉血压的波动超出 80 ~ 180 mmHg（收缩压）范围时，肾血流量将随灌注压的改变发生相应变化（图 5 - 1）。

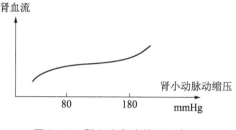

图 5-1 肾血流自稳效果示意图

滤过压是毛细血管入口处灌注压（即肾小球毛细血管内静水压）与肾小球囊内压之差。毛细血管灌注压是循环功能的一部分（参见本书 01 循环功能），正常应是体循环平均动脉压减去肾动脉系统的血管阻力，到达毛细血管还剩约 20 mmHg。对肾内毛细血管中灌注压机体有自动反馈机制维持相对稳定，当动脉收缩压在 80 mmHg 以下时，位于肾小球入球小动脉旁的球旁器结构作为一种内分泌细胞，增加分泌肾素和血管紧张素类激素入血，作用于周身小动脉，以提高小动脉平滑肌张力，维持适当的体循环动脉压力。肾实质内还有一种紧密排列的致密斑，它们能感受肾小管远曲小管中尿液的 Na^+ 浓度变化，也能反馈调节系统血压，几种机制的综合作用使毛细血管内灌注压能稳定维持在适当水平。若大血管内循环压力虽经反馈调节，收缩压仍低于正常，则肾小球毛细血管内压力将不能维持适当的滤过静水压，而使肾小球滤过功能受损，动脉收缩压低于 50 mmHg，一般认为肾小球滤过功能将停止。循环对肾小球滤过功能的影响不仅有毛细血管内灌注压，还有肾血流量。仅有压力而血流不足同样不能形成适当的滤过和尿流，在循环衰竭起始阶段，机体有代偿，一段时间内可以维持肾脏灌注压，但血流量下降即灌注减少，这时虽血压看似正常，但对肾小球的损害已经开始。来自循环衰竭的急性肾功能衰竭被称为肾前性肾衰，是急危重症的重要组成。

滤过的另一侧肾小球囊内压一般相对稳定，正常只是几个单位，它取决于肾后，即自肾盂、输尿管、膀胱以下直至尿道的通畅程度和系统张力。慢性肾后性梗阻，如尿路结石、肿瘤、膀胱炎症、肾下垂、前列腺肥大或炎症等，它们的梗阻反向导致肾小球囊内压提高，也会导致滤过压和 GFR 下降，是肾后性肾功能衰竭的病理生理基础。

年龄对 GFR 的影响可能也有部分来自肾小球滤过压的改变，老年人膀胱肌肉顺应性下降，膀胱内积存同样尿量会比年轻人造成更高压力，反向传递到肾小球囊内，使滤过压慢性累积性缩小。

低蛋白血症时血浆胶体渗透压（choroid osmotic pressure，COP）降低，血浆维持自身容量的能力下降，这使滤过率升高，即 GFR 在低蛋白时增加。临床静脉快速输入生理盐水时，肾小球滤过率将增加，其原因除循环血量一时增加外，也有 GFR 降低的原因。

肾小球三层滤过膜上孔隙的大小受生物机制调控。肾小球毛细血管丛小叶间存在系膜细胞，它们与毛细血管内皮细胞相邻，系膜细胞有多种功能，其中一项是它的收缩性纤维丝可以调节肾小球毛细血管网的滤过面积，从而影响 GFR。在基质层和肾小球囊内侧膜上的孔隙也有类似调节大小的生物机制，它们大约是接受局部激素的调控。糖尿病患者微血管病变、高血压、某些中毒、涉及肾小球的免疫防卫反应引发的自身免疫（肾小球肾炎）等疾病中，这些滤膜孔隙的调节机制被破坏，从而增加肾小球对一些大分子物质首先是蛋白的漏过，在临床被称为肾病，如糖尿病肾病、高血压肾病、中毒性肾病等。如果尿量也少，漏过的蛋白可能有部分堆积在肾小管中，临床成为尿中蛋白管型的来源。临床有一种紧急重症"挤压综合征"，这是多量肌肉受挤压坏死，大量肌红蛋白出现在循环中，它们透过肾小球多层滤膜后直接堵塞在肾单位或肾小管，急性肾功能衰竭是挤压综合征突出的临床表现和死亡原因。

二、肾小管的功能

自肾小球囊外侧层（壁层）引出的一条细长上皮性小管是肾小管，它们最终汇入集合管、肾盏和肾盂。肾小管功能是通过选择性重吸收和选择性排泌，最终将原尿浓缩成每日 1～2 L 的终尿。原尿 pH 与血浆相似，偏碱，约 7.4；晶体渗透压与血浆相似，约 300 mOsm/kgH$_2$O，经肾小管和集合管后约 99% 的水分被重吸收回血，葡萄糖和许多电解质也被回吸收，而肌酐、氨、有机酸等留在尿液，使终尿 pH 偏酸，晶体渗透压比血浆高。肾小管在维持机体水与电解质平衡、酸碱平衡、支持循环血容量和维持排泄代谢产物等多方面起关键作用。

1. 肾小管结构

肾小管按不同位置、结构和功能分三部分，近端小管、髓袢和远端小管。

近端小管又分直部、曲部，直部上连肾小囊，曲部又称近曲小管，盘曲在所属肾小球周围。近曲小管管腔小而不规则，管壁由单层锥体形上皮细胞组成，细胞游离面有刷状缘，多微绒毛，微绒毛总表面积巨大，这种结构可扩大细胞表面积，提高重吸收效率，近曲小管是肾小管重吸收功能的重要组成部分。

髓袢为"U"形小管，又分三段：第一段降支粗段，即近直小管；第二段为细段，呈"U"形；第三段 L 支粗段，即远直小管。分别由扁平和立方上皮细胞构成。不同部位肾单位髓袢长度不同，近皮质肾单位髓袢壁薄段短或缺如，近髓肾单位髓袢较长，深入髓质可达锥体乳头，这类髓袢对尿液浓缩具有特殊功能。

远端小管较短，迂曲盘绕在所属肾小体附近，与近曲小管相邻，分直部、致密斑和曲部，曲部也称远曲小管，远端小管直部的上皮细胞能主动转运回收钠离子，排泌 H^+、K^+、氨、有机酸以及其他内外源毒素，使小管液从等渗变高渗、弱碱变酸性，在逆流倍增中起重要作用。远端小管下行与集合管相连，集合管亦有与远曲小管类似的重吸收和分泌功能，尿液由集合管汇入肾盂。

肾小管中逆流倍增是物理、化学和生物机制的综合过程，总体要消耗 ATP 生物能量，因此与肾小球滤过一样，都有对循环灌注和能量供应的依赖性。

　　肾小管对缺血、感染性介质、各种细胞因子、毒物等敏感，许多药物也经肾排泄，构成肾小管额外负担，这些因素严重到一定程度都可引起肾小管上皮细胞的变性坏死，成为临床的急性肾小管坏死（acute tubular necrosis，ATN）。

　　机体对肾小球肾小管的排泄功能有动态精密调控，皮层下生命中枢不但自身感受着体液中各种成分的变化，还同时收集全身化学、物理和生物感受器对体液容量和成分的信息，实时动态地通过神经–内分泌和对循环血流的调节控制着肾小球滤过和肾小管重吸收。已知的与肾排泄功能相关的调控内分泌的有肾上腺皮质分泌的盐激素醛固酮、垂体后叶分泌的抗利尿激素、心房的房钠肽和甲状旁腺激素等，它们都对肾小管重吸收和排泌有调节作用，根据机体全身需求和循环状态，调节着肾小管对原尿的浓缩程度，以及对某些离子的排泌强度等。

　　肾小球疾病的滤过性改变会蔓延到肾小管，一些大分子物质如蛋白，甚至血细胞漏过肾小球膜进入肾小管，可能使本就狭窄的肾小管因各种管型而阻塞，造成肾小管浓缩和排泌功能损害，肾小管阻塞同时又会反过来导致肾小球囊中压力提高，而使肾小球滤过率降低。

2. 临床对肾小管功能的评估

　　对重吸收功能重点检测尿中葡萄糖、尿氨基酸、尿 β2 微球蛋白、α1 微球蛋白、视黄醇结合蛋白（retinol-binding protein，RBP），N-乙酰-βD 氨基葡萄糖苷酶（NAG）等，这些指标升高，提示肾小管重吸收障碍。

对肾小管主动排泌功能的检测，有酚红排泄试验（PSP）、对氨基马尿酸最大排泄量试验等。

对肾小管浓缩、稀释和水电解质调节功能的检测还可由尿量、尿比重、尿渗透压、尿浓缩稀释试验和渗透/自由水清除率等项获取信息（均见下文）。

三、肾盂、输尿管、膀胱、尿道

它们是尿液引流的通道或临时存储器官，它们与肾脏一起构成代谢废料经由水溶剂排出体外的完整结构和功能体系。这些器官的功能更多与肌肉（包括平滑肌、括约肌和骨骼肌）特性关联，尿液流动符合力学规则，临床有尿流动力学测定可作评估。结石、肿瘤、炎症、前列腺压迫、平滑肌张力改变等来源的尿路梗阻或动力障碍改变着人体的尿流动力学，形成临床泌尿外科常见的种种症状。轻的可能是下尿路不通畅，膀胱内甚至延及肾盂内残余尿多，严重的可引起肾盂积水和肾后性肾功能衰竭，下尿路刺激则是尿频尿少尿痛的症状。

四、肾排泄功能的实验室评估

（1）GFR

见上文讨论。

（2）血肌酐（creatinine，Cr）

已提到血肌酐自肾小球滤出，肾小管几乎不回收，但只在肾小球滤过率下降一半后，才会出现血肌酐的明显升高。因此，血肌酐高值只是肾小球损害的晚期指标，不如计算 GFR 敏感。但在急危重症中，若血肌酐短期异常升高，则提示肾功能急剧恶化。

（3）血尿素氮（blood urea nitrogen，BUN）

尿素氮是体内蛋白质代谢产生的物质，约占血液非蛋白氮的一半，它在肾小球中滤过，但有 30%~40% 被肾小管重吸收。摄入蛋白多、机体分解代谢强或肾小球滤过少（滤过量减少至正常一半时），都会使 BUN 升高。

（4）24 小时尿蛋白定量

蛋白基本都是大分子，肾小球不滤过，且肾小管还会重吸收。正常 24 小时尿蛋白定量应不超过 0.15 g，在尿常规中显示蛋白阴性。超过 0.15 g，但 <0.5 g/24 h，是轻度蛋白尿，约相当于尿常规蛋白（+）；0.5~2.0 g/24 h 是中度蛋白尿，约是尿常规蛋白（++）或（+++）；尿蛋白含量 >2.0 g/24 h 是重度蛋白尿，尿常规蛋白（++++）。当然 24 小时尿蛋白定量与随机临时尿的蛋白定性的准确性还是差别很大，必要时还应以 24 小时尿蛋白定量测定为准。

某些生理情况下如剧烈运动后也会有蛋白尿，称为运动性蛋白尿，发热、应激兴奋等也可能有一过性蛋白尿，但通常程度轻、时间短。有些人可能有体位性蛋白尿，也多是轻度的，结合临床不难区别。尽管存在以上各种生理性蛋白尿，24 小时尿蛋白仍是临床肾功能检查的重要指标。

病理性蛋白尿都是持续性的，不但量大而且有进行性加重的趋势。根据其来源又有肾前性、肾性和肾后性蛋白尿。其中肾性蛋白尿源自肾小球和（或）肾小管，肾小球滤过孔径或其他屏障破坏，会出现通透性增加致血浆蛋白大量滤出，这样的蛋白尿特点是其中白蛋白多，约占尿蛋白的 70%～80%，而且尿蛋白含量常 ≥ 2 g/24 h，还常合并红细胞尿和白细胞尿。肾小管近曲小管对蛋白重吸收功能减退也会致蛋白尿，但这种蛋白尿以低分子量蛋白为主，成分主要是 β2 微球蛋白、α1 微球蛋白、RBP 和溶菌酶等，尿蛋白含量也较低，常 <2 g/24 h。但若是肾小球与肾小管同时受累导致的蛋白尿，尿中低分子量和中分子量蛋白同时增多，甚至可见大分子免疫球蛋白，即成为肾性混合性蛋白尿。

长期蛋白尿的后果是血浆低蛋白，尤其是低白蛋白，它是肾性水肿、心肺水肿、营养不良性水肿以及血栓的原因之一，低蛋白也加重肝脏代谢负担，并影响机体防卫免疫物质的合成。

（5）血尿酸

血液中尿酸（uric acid，UA）是核蛋白和核酸中嘌呤的代谢产物，来自机体内部自身代谢或食物降解后的嘌呤产物吸收。尿酸可自由透过肾小球，进入原尿的尿酸 90% 在肾小管重吸收，但它又经肾小管排泌。因此，血尿酸浓度受肾小球滤过和肾小管重吸收功能的双重影响。在肾小球滤过功能损伤早期 UA 升高，且较血 Cr 和 BUN 更灵敏。血尿酸降低也有意义，要考虑肾小管重吸收功能损害或肝功能损害等的原因。

（6）血、尿胱抑素 C 测定

血胱抑素 C（cystatin C，Cys C）是半胱氨酸蛋白酶抑制蛋白 C 的简称，广泛存在于各种组织细胞和体液中，是一种低分子量的非糖基化碱性蛋白，能自由透过肾小球滤膜。正常人原尿中 cys C 在近曲小管几乎全部被上皮细胞摄取并分解，不回到血液中，尿中也仅有微量排出。其血浓度由肾小球滤过率决定，而不依赖任何外来因素，如性别、年龄、饮食等，因此是一种反映肾小球滤过率变化的理想内源性标志物。肾功能受损时，Cys C 在血液中的浓度随肾小球滤过率变化而变化。肾小球滤过率下降，Cys C 血浓度上升，肾衰时甚至可增加 10 倍以上。

肾疾患时测定尿 Cys C 对判断肾小管功能有帮助，若肾小球滤过率正常，而肾小管功能失常时，会阻碍在肾小管吸收分解，尿中浓度可增加百倍以上。

（7）血 RBP 测定

RBP 是血液中维生素 A 转运蛋白，在维生素 A 的储存、代谢、转运到周围靶器官的过程中有重要功能。血中的 RBP 大部分与甲状腺素结合前白蛋白结合形成复合物，小部分未结合的 RBP（＜10%）可自由通过肾小球膜，被近曲小管重吸收并代谢降解。血 RBP 升高常见于肾小球滤过功能减退。此外，RBP 可特异性地反映机体营养状态，血 RBP 降低是肝功能早期损害的指标。

（8）血、尿 β2-微球蛋白测定

β2-微球蛋白（β2-microglobulin，β2-MG）是小分子球蛋白，可从肾小球自由滤过，99.9% 在近端肾小管吸收，并在肾小管上皮细胞中降解，血 β2-MG 升高比血肌酐更灵敏。

正常人终尿中应极少 β2-MG，与尿 α1 微球蛋白、RBP 等小分子蛋白一样，它们尿浓度的改变，为肾小管功能的临床判断提供较早、可靠和灵敏的指标，升高意味肾小管功能障碍。

临床有时计算尿蛋白/尿 β2-MG 比值，也有助于鉴别肾小球或肾小管病变。

（9）肾体积

临床超声是形态学的测定，超声下肾体积缩小提示肾功能下降，肾盂积水提示下尿路梗阻。

五、临床肾排泄功能的综合评估

A：尿量正常、尿比重正常、尿渗透压正常、尿蛋白阴性。

B：GFR 低于正常的 30%，蛋白尿、肾重吸收和浓缩功能检查显示轻度障碍，血 Cr、BUN 正常范围，平时临床无可感知的症状。

C：血 Cr、BUN 持续超过正常上限，慢性患者日尿量在正常范围，但有轻度浮肿。

D：尿毒症、酸中毒、高钾血症。

E：尿闭、心衰。

六、肾功能衰竭

依据上文五级评估，B、C 两级程度较轻，称为肾功能不全，D、E 则是肾衰竭。

肾衰竭依据来源分肾前性、肾性和肾后性，依据发生过程可分为急性和慢性，依据肾衰时尿量分为少尿性和多尿性。

肾前性肾衰几乎都来自大血管内循环衰竭，肾脏血流灌注不足，最初是肾小球滤过减少，临床少尿和短时间尿浓缩；持续灌注不足和细胞因子炎性介质的作用下将出现肾小管坏死，肾前性肾衰于是逐步演变成肾性肾衰。肾性肾衰不仅肾小球滤过减少，而且肾小管坏死阻塞。尿量少于 $0.3\ \mathrm{mL/(h \cdot kg)}$ 被称为尿闭，临床称少尿性肾衰。肾衰从肾前性到肾性是个过程，其间一段时间，肾前性和肾性肾衰两种因素同时存在，这为救治肾衰留下了窗口期。窗口期的治疗首先是充分恢复循环灌注，同时支持肾功能尤其是尿量。这个阶段患者的尿浓缩已不能实现，Cr、BUN 可能还在继续进行性上升，但如能尽量维持尿量在 $0.5 \sim 1\ \mathrm{mL/(h \cdot kg)}$ 甚至以上，即尽量避免少尿性肾衰而维持大体正常尿量的多尿性肾衰，将此作为支持肾功能的主要目标，则不仅保存了部分肾小管的基本功能，而且有利于减轻心功能的负担，并使后续水电解质平衡的维持变得相对简单。值得临床医生注意的是，这种多尿性肾衰有自动滑向少尿性的倾向，为维护肾功能，需要均衡使用液体、利尿剂和帮助肾血管扩张的正性肌力药等的综合治疗。为均衡循环灌注、肺水肿等多方面的利弊，需至少 24 小时对有肾功能损害的危重症患者作体液平衡，有时甚至需要增加计算的频度（如每3小时）。在设计治疗方案时，既要考虑肾灌注，也要照顾其他脏器功能状态，为了照顾组织灌注包括肾灌注，常常要允许存在一定程度的水肿（如肺水肿）。

肾盂及以下尿路梗阻、下尿路内高张力导致的肾小球滤过减少而出现的肾衰是肾后性肾衰，急性过程临床容易诊断，治疗也相对简单，慢性过程则会最终导致肾萎缩和肾性肾衰。

慢性肾衰竭都是肾性的，是肾单位受到疾病破坏而减少，肾的排泄功能出现障碍。除原发肾小球疾病外，高血压肾小动脉硬化和糖尿病肾病是最常见的原因。慢性肾衰给全身各种功能带来损害，最直接的是内环境紊乱，包括水与电解质、酸碱平衡紊乱，代谢性酸中毒，不同程度水肿、尿少、血钾升高；代谢产物堆积引起多种慢性中毒，如骨髓造血抑制而贫血、白细胞生成减少而抵抗力降低、凝血因子减少而出现出血倾向等；消化功能紊乱出现食欲不振、恶心呕吐、腹泻或便秘等；血压升高，心脏因血压高、贫血及慢性毒素影响而功能受损，心脏扩大甚至心衰；内分泌代谢功能损害，出现一系列内分泌紊乱的症状和并发症。

慢性肾衰临床过程中除出现上述肾功能实验室指标的异常外，早期症状还常有多尿和夜尿增多，并逐渐出现上述的多系统受损症状。

06 运动功能

运动是人体与环境互动的必须，也是生命的必须。机体运动功能主要由肌肉完成，骨骼、韧带、软骨、弹性纤维辅助，肌肉的量和能力是运动功能的基础，是生活质量的决定性因素之一。

一、肌肉

收缩是肌肉执行功能的主要方式，收缩与松弛协调交替完成运动。收缩耗能，松弛不耗能。

1. 肌肉的种类

从功能、部位、结构的角度，肌肉可分为骨骼肌、平滑肌、括约肌和心肌，它们各有特点，共占人体重约 30%～40%，组成主要是肌蛋白。肌蛋白的收缩和松弛改变了肌肉组织的内部张力，收缩时张力增高，松弛时张力降低。松弛过程在骨骼肌习称松弛，发生在其他种类肌肉就常称作舒张。

附着于躯干和四肢骨骼的是骨骼肌，骨骼肌的特点是：①跨关节分布；②收缩有力；③每块肌肉都存在有与之拮抗并取得力学平衡的肌肉或肌群；④松弛时肌肉仍维持一定张力，并与收缩中的拮抗肌产生力学平衡；⑤受大脑皮层和运动神经直接支配，是随意肌；⑥松弛或称舒张是中枢停止发放收缩冲动后的自发行为；⑦骨骼肌细胞内有肌红蛋白也有肌糖原，分别储备有一定量的氧气和葡萄糖，这使骨骼肌有一定爆发力。

为适应对外环境做功，骨骼肌收缩在骨骼的支撑下有等长收缩（isometric contraction）和等张收缩（eccentric contraction），等长收缩的骨骼肌张力升高但长度不缩减，等张收缩则肌张力不升高而肌纤维长度缩短。等张与等长收缩的概念枯燥，但它们的相互结合、以及拮抗肌群们的收缩松弛结合，都是我们随意运动能够精细且得心应手的基础。

骨骼肌除收缩对环境做功外，也通过挤压有促进血液、组织间液、淋巴液运转的作用，骨骼肌因其结构特点被称为横纹肌。

心脏除心包、传导束和血管外，其他几乎全部由心肌构成。心肌是特殊横纹肌，收缩有力但不受大脑皮层直接控制，属非随意肌。它的节律和收缩强度有心脏自主的部分，但也接受皮层下生命中枢经植物神经和内分泌激素调控，有的让它跳得快，所谓正性时相效应；有的让它跳得慢，是负性时相效应；还有的调整它收缩的力度，分别称正性或负性肌力作用。机体有自身的调节渠道和激素物质，临床医师也有药物模拟机体的调节。心脏的舒张有心肌松弛的被动成分，也有主动成分，所谓的"主动舒张"

实际上还是收缩，心脏肌肉的排列上设计有部分直向排列的心肌纤维，它们的收缩使心腔长径缩短而周径延长，于是心腔更接近球形。数学原理说，一个物体表面积不变，则以球形取得最大容积。这种"主动舒张"与回心血流的推动力合作，共同完成心脏的舒张和再充盈。

平滑肌并不附着在骨骼上，而是附着和夹杂在空腔脏器管壁的软组织中，包括胃肠道、血管壁（主要是阻力血管小动脉，大静脉壁内也有），还有泌尿道、生殖道、呼吸道等几乎所有空腔脏器的壁中。与心肌一样，它们不受大脑皮层外环境调适中心支配，是非随意肌，而接受皮层下生命调节中枢和局部激素的调控。胃肠道平滑肌的特点是作自主节律的主动收缩和被动舒张，收缩力度柔和，爆发力也许有但很有限，它们的收缩有节律性和顺序依次收缩的方向性，推动胃肠内容物顺向移动。与骨骼肌一样，在神经细胞的刺激下（所谓神经营养），平滑肌不论收缩或松弛舒张都维持一定张力，只是收缩期张力更高，而松弛舒张期的张力在中枢和局部激素调控下也是变动的。输尿管、输卵管、子宫等部位的平滑肌运动与胃肠相似，它们收缩的启动因素都是腔内张力，胃肠道腔内张力主要由食物造成，输尿管则是肾盂压力提高后的下传，输卵管、子宫平滑肌收缩是内部有存在物等。当然，除腔内张力的物理因素外，平滑肌收缩还有生物调控机制，各器官收缩的强度也有器官自己的特色。

血管（小动脉和微小动脉）和气管等处的平滑肌不蠕动，仅作维持管壁张力之用。对它们张力的调控有来自生命中枢的信号，也有局部激素的自身反馈。中枢调控从整体上调整血管和气道壁平滑肌张力，从而调控对血流或气流的总阻抗，形成血压和总气道内压。局部激素则来自局部组织，在局部产生，在局部发挥调节作用，它们控制的是局部血管或气道平滑肌的张力，从而影响血流或气流的局部分布，这种局部调节很重要，是中枢调节的补充，是机体自稳机制的体现。大静脉壁平滑肌也是维持张力，功能是舒缩调整大静脉腔容量，使之成为人体的内在"血库"，帮助维持适当的有效循环血量。膀胱壁平滑肌张力是引起逼尿肌紧张、排尿中枢兴奋的启动因素，也是排尿的主要动力来源。

从不蠕动仅维持张力的角度，血管、呼吸道、子宫、输尿管、膀胱等处平滑肌的功能特点更接近括约肌，但临床都已习惯把这些部位的位于软组织中的多量非随意肌仍称为平滑肌。

括约肌实际上也是特殊平滑肌，也存在于软组织中，但它们不像其他平滑肌在空腔脏器壁层内广泛分布，而只在某些开口部位节段性环状分布，它们仅做舒缩不做蠕动，功能是维持一定肌张力，像一个看门人一样通过阻力控制管腔内流体在近端的停留时间。括约肌多数是非随意的，只受局部因素如压力、局部激素等的调节，如开口十二指肠的 Oddi's 括约肌，又如微循环前后的微血管括约肌等，主要受局部激素（包括组织 pH 和代谢产物）调节开闭程度。但也有少数是半随意肌，如肛门的外括约肌和尿道括约肌。

人体内除肌肉还有大量弹性纤维的存在，它们几乎无处不有，常与各种肌肉共存，是骨骼肌的肌膜、肌腱、关节囊的主要成分，因此是各类肌肉的辅助组织，弹性纤维与肌肉两者相辅相成，共同完成运动功能。弹性纤维与肌肉的差别是不作主动收缩，而是弹性回缩，如主动脉壁及其他大动脉内没有平滑肌，有的是弹性纤维，它们不具备主动收缩的功能，但在心脏收缩的推动力下被动扩张然后弹性回缩，缓解了腔内压力的骤 L 骤降，切掉压力曲线的峰和谷，使组织接受的脉冲式灌注压变得柔和，对微血管和组织是一种保护。静脉瓣也主要由弹性纤维组成，帮助血流单向运动。呼吸道的弹性纤维，不仅存在于气道全长，而且在肺泡。胃肠道、泌尿道等以平滑肌为主的空腔脏器壁层内同样广泛存在着弹性纤维，与平滑肌及其他组织结构共同成为空腔器官物理顺应性的重要来源。

2. 肌肉的收缩功能障碍

肌肉收缩提供动力或阻力，是运动功能的主要基础，评估肌肉收缩的能力通常只针对骨骼肌，常用有握力、腿围、瘦体重（lean body mass）等指标。

影响肌肉正常收缩的临床常见原因有肌无力、肌痉挛，但肌肉不受控制地乱收缩也应列入肌肉收缩障碍，主要有震颤和共济失调。

（1）肌无力

骨骼肌无力时随意运动和做功能力降低，程度临床差异很大，最严重的是不论如何刺激神经也不能引发相应收缩，但常见的是不同程度的失张和收缩乏力。

导致骨骼肌无力的基本原因是肌肉失去神经、代谢营养的支持，或是结构老化、肌蛋白变性、肌量少、肌收缩储备不足等。骨骼肌的收缩必须有神经介质的激活，没有神经刺激就没有随意肌的收缩。肌组织自身必须健全，自身要有足够肌量，还要有一定物质储备，包括氧和糖原。体现在临床，肌无力可以继发于各种慢病，如神经系统疾病、自身免疫病、骨折后、肿瘤、营养不良、心肺肝肾等的消耗性疾病，也有老年人自身肌肉老化和废用萎缩的原因。不论什么原因，肌肉运动功能减退不仅降低生活质量，甚至失能，而且会引发众多并发症，成为许多死亡的重要促进因素。

在老年人群中，肌量减少肌储备不足的骨骼肌无力多见，临床称为衰弱综合征或肌少症。在 65 岁以上社区人群中有 10%～25% 的发生率，80 岁以上更是高达 30%～45%。典型症状是体重减轻、肌肉松弛、上下肢细和无力，但也不能全看体重，不少老年人甚至超重肥胖，他们是肌少但脂不少，通常女性多于男性，针对这个人群有个指标称为去脂体重（fat-free body weight），体重不小但骨骼肌少而无力，同样是衰弱综合征。

无力不仅发生在骨骼肌，其他种类肌肉的无力也造成众多临床问题。

心肌无力致泵功能低下，严重者心力衰竭。

胃肠平滑肌无力，胃肠动力不足、蠕动无力，并管壁张力降低，临床有食欲不振、腹脘胀满、肠鸣音减少、便秘等表现，极端情况下麻痹性肠梗阻，腹部可见肠型，胃区可闻振水声。

膀胱平滑肌和逼尿肌收缩是排尿最主要的动力来源，收缩无力和张力降低致排尿动力减退，尿排不尽、尿程缩短，若合并下尿路狭窄如老年男性的前列腺肥大，动力不足加阻力增加，使尿流动力学数据更偏离正常。临床尿迟、尿频、尿程短、尿淋漓、尿不尽等症状是下尿路狭窄和膀胱平滑肌收缩功能衰减共同作用的结果，即使将男性的肥大前列腺切除，去除的也只是病因之一，症状的改善常也只是部分的，类似老年女性的尿不尽、夜尿频等问题。膀胱平滑肌收缩无力若合并膀胱壁压力感受器功能障碍或中枢对膀胱压力感受器冲动失去敏感，肌肉和神经两种因素的结合会使膀胱壁张力减退，尿意缺乏，天长日久成为巨大尿潴留的神经性膀胱。

括约肌无力的后果是管腔关闭不全，临床容易出现肛门和尿道括约肌的收缩无力，"前后门关不严"，即使如咳嗽这样的轻度腹压增高，也可能致二便失禁。胃贲门括约肌松弛，食糜可能反流，导致出现胸骨后烧灼感的临床症状；十二指肠中 Oddi's 括约肌失张影响胆汁浓缩，也增加十二指肠液反流和逆行感染的概率。微循环括约肌乏力影响组织微循环内交替灌注机制的运行。

皮下汗腺周围的括约肌无力，影响体温调节能力，且是所谓表虚的症状。

值得注意的是骨骼肌无力与平滑肌、括约肌、心肌、弹性纤维等似有联动关系，衰弱综合征通常指骨骼肌，但其他肌肉或纤维也会同时存在不同程度的肌无力和失张。临床经验提示，一旦骨骼肌力有进步，其他种类肌肉甚至弹性纤维的能力也能跟进。

（2）肌痉挛

肌痉挛是肌肉在极端刺激情况下持续强力收缩、骨骼肌高张力状态，有肌源性，也有神经源性。肌源性见于极度疲劳时的骨骼肌"抽筋"，肠道平滑肌受剧烈刺激后的痉挛腹痛和呼吸道平滑肌痉挛的支气管哮喘，则是神经肌肉节点处的变态反应。神经源性肌痉挛的典型是癫痫，是大脑皮层广泛的异常放电所致；去大脑强直是一种因大脑皮层出现问题失去对下的管控，低级中枢尽情释放，经脊神经的低级反射弧持续兴奋，所形成的被支配随意肌强直痉挛收缩的状态。

（3）震颤（tremor）

震颤是骨骼肌节律的、交替性的摆动动作，是某些肌群收缩与松弛每秒钟几次不受控制的重复所造成。肌张力有高有低，节律和交替有快有慢，但都会使肌群间动力平衡受到破坏。发生在腿部肌群则容易跌倒，手部肌群则不能持物，眼肌也能震颤。从临床看，震颤也不是时时发生，有时明显，有时减轻或消失。紧张、激动或想做某件事时震颤可能明显，随意运动时减轻，入睡后消失。震颤较轻时，可以不影响运动功能，或者生活可以自理；但随病情进展，可以影响部分运动功能，如写字困难，甚至生活不能自理。

多数正常人在情绪激动和紧张时也会有一些震颤表现，例如"气得手发抖"之类，但这只是皮层运动区神经元过度兴奋时兴奋性的电播散，不是病。但若安静时发生，想做一些普通的事也发生，受累区域也不仅是手，那原因多来自神经和代谢性疾患，如脑卒中恢复期、老年性震颤、原发性震颤、帕金森病和肝衰竭等。

（4）共济失调

虽也是肌群间力学平衡破坏，但共济失调不是小幅度的节律震颤，而是以骨骼肌不能精确和协调地动作为特征，因此不能自主完成如吃饭、穿衣脱衣、解纽扣、拿东西等动作，甚至站立、行走等运动也不能准确协调。

共济失调的病因有小脑性的、大脑性的、深感觉障碍性的和耳前庭性，和震颤一样，它们的发生都和肌肉自身无关，但影响着运动功能的执行。

3. 肌肉的舒张功能障碍

除骨骼肌外，心肌、平滑肌、括约肌等肌肉的松弛常与管腔容积相关，因此这些肌肉的松弛也常被称为舒张。顺应性（compliance）是物理学概念，可描述弹性器官抗牵伸时的特性。肌肉的顺应性是描述肌肉在舒张过程中长度与所施加牵伸力之间的量效关系，每块肌肉（非骨骼肌）都有描述它舒张期当时状态的不同顺应性曲线（图6-1）。

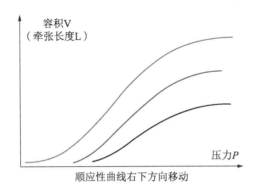

注：纵坐标容积或牵张长度，横坐标是压力

图6-1 肌肉舒张期顺应性曲线示意图（彩图见彩插11）

肌肉舒张障碍的突出表现是舒张期顺应性下降，在图6-1中表现为曲线向右下方移动（见彩插11黑线），可以简单理解为同样的肌肉牵张需要比正常（见彩插11蓝线）更多的压力增加。舒张期顺应性下降使肌肉的代谢效率和随后的收缩能力下降，作功效率（performance）退化，做功后恢复延缓，因而容易疲劳。图6-1中还有一条红线，这是顺应性过大，稍有压力的增大会导致管腔内容量明显增加，胃扩张、巨结肠、神经性膀胱就是这样的情况。临床最佳的是中间，不大不小最好，在实际生活中顺应性缩小的情况远比顺应性过大多见。

心脏超声常会检出心肌舒张受限，这提示心肌顺应性下降，在同样回心血流冲击力的作用下，心室充盈度或说容积会比正常低。即使超声报告上的射血分数（ejection fraction，EF）还正常，但顺应性下降伴随的收缩幅度减少已经发生，心肌为维持正常心输出量所做的功要比通常大，会比正常容易"累"。

胃壁平滑肌顺应性下降使胃不容易膨胀容纳，容量相对固定，食不多即有胀满感，若合并胃壁收缩性降低排空延缓，会出现食欲减退。胃壁顺应性下降时，胃容量的减少不再是整体的胃壁收缩，而只是胃前后壁的塌陷靠近，胃壁张力并不因胃排空而降低，而胃壁张力是饥饿感的重要来源，因此即使血糖低，饥饿感也不明显。肠道平滑肌顺应性下降的结果也类似，小肠和结肠的腔内容稍有增加，即有肠壁张力增加。粪便在结肠稍有积累即有便意，但每次便不多，同样摄入量条件下排便频度可能增加。

膀胱壁顺应性下降导致膀胱容量稍有增加就有膀胱壁张力明显增加，引发尿意，尿液稍排就又因膀胱壁内张力降低而尿意消失，排尿失去动力。前文提到膀胱平滑肌收缩障碍排尿失去动力，若膀胱平滑肌收缩无力与舒张障碍同时存在，两种病理过程的结合使膀胱排尿更加无力，膀胱壁僵硬，容量相对固定，产生尿不尽、每次尿少、残余尿多，尿频等症状。

括约肌顺应性下降使张开困难，收缩力低减又闭不严，"开不大关不严"是括约肌功能障碍的普遍问题。

肛门括约肌张不开则便条变细，肠内压或腹内压稍大则又因闭不严而有大便失禁。微循环前后括约肌"开不大关不严"两者都影响微循环内血流分布，总效果是组织细胞得不到充足灌注。不少老年人血压不低、心输出量也正常，但组织灌注却因前后括约肌问题而不好，组织细胞因此兴奋性降低、代谢产物排出延迟、疲劳也不容易恢复、功能储备也减少。这样的情况可以发生在周身所有组织，比较容易引发关注的是心脑肝肾肺胃肠这样的重要生命器官，体检报告大血管内循环尚好，但微循环障碍和组织功能衰减已经在不知不觉中发生。

大血管循环和呼吸系统的平滑肌、括约肌也有相同性质的舒张障碍。大动脉壁平滑肌变僵硬与糖脂代谢异常是动脉硬化的两大来源。主动脉平滑肌和弹性纤维顺应性下降，使动脉收缩压出现高值，而舒张压不高，脉压差因而增大，失去了大动脉弹性的缓冲组织内微循环灌注的功能，不得不呈现剧烈的脉冲形式，这又加速小动脉的硬化和微循环前后括约肌的舒张障碍。调整动脉壁平滑肌张力是血管活性药物临床治疗高血压和休克患者的理论基础，但若血管平滑肌顺应性低减，血管对活性药物的敏感性也会降低。对急慢性冠脉综合征患者应用扩冠药是这样，心绞痛用硝酸甘油对许多患者，尤其是对冠脉痉挛的患者确有帮助，但对冠状动脉已有硬化、平滑肌舒张受损的患者，效果可能有限。

肌肉的舒张期僵硬和收缩期无力在各个部位可能程度不同，但两者常同时存在，相互叠加、相互影响，成为临床多种涉及肌肉运动障碍疾病的基本原因。

4. 影响肌肉运动功能的因素和运动功能的维护

肌肉功能的正常依赖于适宜的神经"滋养"、代谢营养，以及肌肉的自身结构和细胞功能的正常。中医将肌无力的运动功能障碍称为痿证，并将它们细分为脉痿、肉痿、骨痿、筋痿和皮痿五痿，提示了影响运动功能的多种原因。

神经末梢连接到肌肉中的感受器和反应器，神经冲动包括传入和传出，它们与神经中枢共同构成反射弧，引起肌肉收缩动作。神经末梢持续释放的神经递质"滋养"着肌肉细胞，并维持着舒张期适当的张力。正常情况下神经刺激是节律的和适量的，过量冲动会导致痉挛和神经节点化学递质及功能储备的耗竭，缺乏神经刺激或持续的过量的神经冲动，都将使肌肉组织失去运动功能并最终萎缩，这在临床已得到广泛证实。常见的例子是痴呆、卒中、帕金森病等的肌无力和肌萎缩，重症肌无力是源于神经－肌肉结点处递质与受体间的冲动传递障碍，其他如脊髓空洞、运动神经元病、多发性硬化、外周神经病变等，都会有肌萎缩或痉挛的结果，高血糖诱发的胃动力障碍与糖尿病末梢神经病变相关，肌肉的废用萎缩也主要源于神经滋养的缺乏。

良好的血运和营养代谢供应、肌细胞结构和充足的肌蛋白能力储备，对肌肉的良好功能也都不可或缺。肌蛋白收缩储备是指肌肉潜在的收缩能力，是肌蛋白量、肌红蛋白量、肌糖原储备量的综合。营养不良时的糖原异生在急性时相首先消耗的是蛋白，而肌蛋白首当其冲。

年龄对肌细胞自身结构、代谢能力和功能状态影响明显，青春期过后，肌肉功能衰减是自然过程。此外，感染和免疫来源的肌肉自身疾病也是"痿证"的来源。如肌炎，通常是无菌性的风湿性肌炎，这种肌炎主要影响肌膜，对肌肉实质影响不大，但疼痛会限制收缩，弹性纤维顺应性下降导致肌肉组织整体舒张障碍。

肌肉自身疾病发生率虽低，一旦发生对运动功能的影响却是明显的。

肌肉功能的维护需针对原因，但总体上适度的体育锻炼及适当的营养支持都是必要的。

骨骼肌的锻炼有助于提高和改善骨骼肌自身的收缩力和顺应性，同时还能带动提高心肌、全身平滑肌和括约肌的运动能力，体育锻炼因而能从肌肉功能的角度改善各种内脏的功能。

运动锻炼的种类大致有四类。

无氧运动：是对骨骼肌的高强度锻炼。对抗阻力的适度无氧运动能帮助维持和提升肌量和肌肉收缩能力，有助于提高肌肉代谢效率、促进血流和肌储备增加。即使老年人做这样的练习也能一定程度上帮助维持肌量，减少肌无力带来的许多症状。一般的体力活动和有氧锻炼不能代替无氧练习，按照现有知识和经验，对老年人的无氧练习强度和频度的要求并不高，隔天5～10分钟，方式因人制宜、因地制宜，简单的蹲站、拉簧均可，达到肌肉感觉些许酸痛即可。练习肌肉以上下肢、躯干为主，不要求对所有肌肉都练，部分肌肉的无氧练习即能产生所有肌肉肌力的联动提高。

有氧运动：这既是对骨骼肌也是对心肌、呼吸肌等的直接锻炼。这样的锻炼也提高肌肉收缩力，但主要提高各种肌肉的运动耐力即运动储备能力，以及心肺功能。每天半小时的微汗走步或半小时的放松慢游，都能有效提高心肺功能并提高应对各种日常活动的持久力，但对提高肌肉收缩力和爆发力的效果则不如无氧运动。

牵伸练习：延缓肌肉顺应性衰减的练习是牵伸，对各种骨骼肌和与其相连韧带的适度牵伸，能有效迟滞肌肉顺应性下降，"筋长一寸，寿长十年"的俗话有一定道理。骨骼肌的牵伸效果不仅体现在骨骼肌和相关肌腱韧带上增加了关节甚至神经反应的灵活性，同时也联动改善了全身平滑肌、括约肌，乃至弹性纤维的舒张顺应性，从而对改善心、肺、胃肠、排尿等功能有利。作牵伸练习同样要注意"度"，肌纤维顺应性下降、舒张受限的状态下，过度牵张容易受伤。

生命在于运动，只要适度就是正确的。肌肉练习无论是有氧无氧、力量或牵伸，要点是适度和坚持。适当的"度"因人因时而异，无过无不足的平衡点需自己摸索。"正常上限"的概念大约可作为衡量标准，既要避免受伤能够坚持，又要争取最好效果。练习的方式多种，选择的依据是兴趣，有兴趣才能坚持，练习若没有坚持也不会有预期的效果，一旦肌肉练习成为习惯，成为日常生活的一部分，效果就可期了。其实，运动不一定要整段时间，坐办公室的人员可每天来几段提肛，少乘电梯，排队时候踮几次脚尖，早晨起来压压腿，这些都很好。没有药物可以防止肌肉流失和力量的衰减，但运动可以。

皮肤摩擦：皮下有众多细小肌纤维，它们分布在汗腺和皮脂腺周围，控制着这些腺体在体表的开口。对它们的锻炼是强力摩擦，这既有助于增进皮下循环血量，也可改进皮下肌肉和弹性纤维的牵张能力和顺应性，增进汗孔适应需要开闭的能力，从而提供机体抗风寒和改进皮肤调节体温的能力。

二、骨骼

骨骼参与运动是作为附着其上的骨骼肌的支撑，另外，骨髓有造血功能，骨骼还有躯体支撑和脏器保护的功能。

描述骨骼特性的物理指标是刚性和脆性，分别是抗外力作用下形变的能力和抗折断的能力。儿童期骨骼刚性不足韧性高，随着年龄增长，刚性提升，到青春发育期后，韧性明显减退，刚性仍在提升，其物质基础是骨骼中胶原蛋白结构中有机物占比逐渐减少，钙质无机盐成分增加，这样的结构和组成变化在进入老年后尤其明显。骨折是老年人的常见病，也是失能和死亡的重要促进因素。老年人的骨代谢中常见骨质增生和骨质疏松同时存在，骨质增生是骨骼对损伤的生物修复，骨质疏松是钙质从骨质中流失。骨质疏松的原因有多种，主要原因是源于钙磷代谢异常的钙质流失，这是老年人内分泌功能衰减的必然表现，涉及的内分泌激素除甲状旁腺外，还有甲状腺、肾上腺皮质激素等；其他还有钙质摄入或吸收不足、阳光维生素 D 转化减少及一些药物不良反应等原因；还有一个影响钙质在骨骼内稳定性的重要因素是肌肉锻炼不足，导致长骨轴向压力减少，而这种对骨骼的轴向压力是钙向骨质内转移的必要生理刺激。但在导致骨质疏松的所有原因中，生理周期的内分泌改变是最基本的。

骨骼的退化会推动肌肉功能衰退，"腰肌劳损"常发生在中老年人，真正的肌源性损伤是少数，更多与脊椎压缩和脊柱变形相关，目前的治疗多是对症，也许能缓解症状，但终不能根治。

三、软骨、韧带和弹性纤维

软骨和韧带自身不收缩，但也是机体运动功能的参与者。

软骨的功能主要是支撑和缓解冲击，如气管软骨环是支撑，关节内软骨是缓解冲击的优质软垫。软骨功能减退的表现：一是钙化，顺应性下降，关节软骨钙化使关节容易受伤；二是软骨消失被纤维软组织替代，主要发生在呼吸道，如慢阻肺患者后期气管软骨环中软骨细胞减少甚至消失，导致气管软化，用力呼气时气管会塌陷。

韧带的构成是弹性纤维，功能是牵拉缓冲和保护，是肌腱和关节囊的组成结构。韧带功能障碍主要是强度减退、顺应性降低，过度牵拉易受伤。

造成软骨和韧带功能障碍的原因除与年龄来源的钙磷代谢相关外，还有损伤和炎症。

弹性纤维的功能也与年龄关系密切，同样有类似强度减退因而失张的情况，临床表现有主动脉局部膨起、静脉曲张和内脏下垂等。

四、运动能力的临床评估

肌肉骨骼常被作为人体整体健康状态的外在标志，如步速步态、二便顺畅程度等，临床和实际生活中可大致将其功能分为五级。

A：正常：步态沉稳笃定，不拖沓，行走速度正常；穿脱裤子不需扶靠而能自主完成；不腹胀，大小便顺畅。

B：步态不坚定，易疲劳，穿脱裤子需扶靠但仍能自主完成，轻度腰肌劳损、X线片影像有锥体唇样变或骨刺，椎间隙稍窄但没有神经根压迫症状，身高降低。胃肠动力减退，排尿变慢、夜尿频率 1~2 次/每晚，心肌舒张受限。

C：肌肉无力，行走缓慢，但不需拄拐，平衡能力明显减退，骨质疏松或增生，可能有神经压迫症状，但能维持日常运动和正常生活；慢性便秘、大便慢、便条细，能自主排尿，但尿液淋漓不尽。

D：肌肉量明显减少，有疲劳性骨折史，弯腰驼背，二便失禁。

E：肌肉挛缩，硬瘫或软瘫。

07 防卫免疫功能

　　人是自然的产物，环境中众多物理的、化学的、生物的因子都会不间断地干扰生命活动，有时程度很严重，如外伤、高温、低温、射线等。也会遇到许多能干扰正常生命活动的物质，如致病微生物、寄生虫、农药等，遇到这样的环境和物质，人体需要应对。

　　生命体是活体和综合巨系统，内部也会随时发生种种紊乱和不平衡，例如各种代谢过程中不断自发产生的能干扰正常生命活动、有异常生物活性的细胞因子或其他有害物质。所有组织细胞都有寿命，细胞死亡、损伤的事无时不在发生，如我们鼓掌时，手上会死掉许多细胞，有的也可能没死，但结构和代谢改变了。那些死了的或代谢结构改变了的后续会怎样？它们降解，或者叫腐烂，降解产物被统称为细胞因子，这些因子在继续分解或排出体外前多数有生物活性。组织细胞随时在复制，复制可能出错，虽概率小却必然有，考虑庞大的细胞数量，每日复制错误的绝对数并不小。还有病毒入侵、肿瘤突变后的异常复制。

　　所有各种外源、内源的可以引起机体损伤的因子统统被称为致病因子，在长期进化中人类发展了应对各种致病因子的能力，并形成了整套机制，用于排出致病因子或至少减轻其强度，从而保护自己。主要包括机体的防卫功能和应激功能，它们是怎样的结构和组成？纠正的过程是怎样的？纠正本身会不会出错？出错了会怎样？该怎样应对？

　　防卫在本章讨论，应激留到下一章。

　　防卫先要感知，感知是对超过日常强度的刺激进行识别，这需要遍布全身的各种感受器，感受器有特异性和感受阈值，要有向中枢发出冲动进行联络的渠道。应对既有局部自发的，也有全身由中枢调动的。人体各个局部都有一定的防卫能力并按自己的调控机制进行运作，中枢则调动全身，也有一套系统机制对局部进行支持。中枢的应对是综合的，既有对环境的逃避，也有应激的兴奋，还有就是发动炎症、启动免疫。

　　日常生活中致病因子剂量和强度在一般情况下可控，若机体防卫正常，则各种感知、应答、清除过程按自动程序进行，只要在阈值范围内，临床就不出症状。比如鼓掌拍手，最多手掌红了，有点充血，局部死亡细胞降解产生细胞因子，引发一些无菌性局部炎症，随着因子逐渐被血流带走，红肿消退，运走的因子由机体其他系统自动处理。是否产生临床重要性的阈值，由致病因子强度和机体防卫功能两方共同确定，鼓掌所致的致病因子少，即使机体防卫不强大也没问题，因此鼓掌基本不会鼓出像挤压综合征那样的毒血症。

但如果致病因子的剂量太大或毒性太强，而机体防卫能力又太低，两者结合超出了生理阈值，那就将成为疾病。因发生部位、致病因子性质、机体防卫能力差异等因素，被识别为多种疾病，从感染性疾病到肿瘤、从肺间质纤维化到系统性红斑狼疮、从顽固皮肤病到难治性溶血和紫癜等，许多的疾病都有防卫免疫异常的背景。

一、炎症反应

炎症是致炎因子（inflammatory agent）与机体各种防卫反应相互作用的过程。

1. 致炎因子

致炎因子是致病因子中最常见的一大类，同样有外源性也有内源性。

外源性致炎因子包括致病细菌、病毒、寄生虫以及它们降解后的毒素等，当它们侵入到原本无菌的人体组织中时临床称感染（infection），感染与机体防卫机制相互作用就成为外源性的炎症。常见的有脑膜炎、胆囊炎、细菌性肺炎、泌尿系感染等的细菌性感染，或肝炎、新冠病毒感染、病毒性脑炎等的病毒性感染。

还有内源的致炎因子，前文说到的鼓掌会产生细胞因子，那毕竟剂量太少鼓不起大浪，更多超过阈值的组织细胞异常代谢、坏死、错误分裂、凋亡后、对付感染而自我牺牲或损伤的防卫细胞和免疫反应过程中的种种产物等，这些产物源于自身细胞，虽已降解但仍有生物活性，就是细胞因子（cytokines）。目前已得到研究的细胞因子有数百种之多，最著名的有肿瘤坏死因子（tumour necrosis factor，TNF-α），白介素类（IL-2），干扰素 γ（interferon-γ），血小板活化因子（platelet activating factor，PAF）、前列腺素类等，它们也引发机体炎症反应，超过生理范围就成为炎症，不超过是无菌性炎症。

笔者从前刚接触内源性炎症概念时曾很困惑，人们常说白细胞是人体卫士，为什么说它会引发炎症？原来是它们的"尸体"以及组织细胞和防卫细胞损伤的产物变成了细胞因子，于是引发了炎症。内源性炎症的临床例子有急性胰腺炎、风湿性关节炎、动脉炎、挤压综合征和术后吸收热等。

从内源性炎症的发生可以得出一个推论，就是外源性炎症既然导致组织细胞损伤死亡，那么外源性炎症必然会有内源性炎症同在，病毒性肝炎不仅是外源性炎症，而且有内源性因素的严重参与，这将在后文讨论。

致炎因子无论内源、外源都因其在体内的生物效应而受到重视，它们使局部细胞膜结构受损、细胞质变性、细胞兴奋性/惰性功能因而改变。它们虽起始于局部，但只要强度够，不断进入血液和淋巴，终将使炎症播散全身。

数十年前的医学教科书中有毒血症的概念，当年对"毒"有点语焉不详，近年来人们对种种致炎因子在分子水平上的广泛研究，为毒血症的"毒"填补了真实内容。研究发现，这些"毒"分两类，一类促炎，一类抗炎，它们互相制约、相互均衡。促炎因子对机体防卫免疫系统有剧烈的刺激和激活作用，而抗炎因子则与之拮抗，使炎症反应慢一点，作用缓和一点。毕竟"大敌当前"，多数都表现抗炎因子优势，抗炎部分占了优势才能调动局部和周身功能，克服致病因子的侵袭。促炎优势的临床表现被总结为 SIRS。但既然有抗炎因子的另一面，临床确也有人对致病因子的反应不敏感，这样的人数量不多，他们的临床表现被称为代偿性抗炎反应（compensatory anti-inflammatory response syndrome，CARS）。抗炎优势在严重致病因子面前不大好，因为临床看起来似乎病情较轻，但实际已生命垂危。曾见过这样的患者，前一天还与医护人员谈笑风生，第二天便突然去世了。还有促炎抗炎不相上下的、机体反应复杂的混合型（mixed anti-inflammatory response syndrome，MARS）。这样的分类有意义吗？当然，不仅提醒我们可能预后不好，但更多的是加深了我们对防卫反应、炎症、细胞因子的认识，加深了我们对机体复杂性的认识。

从前对细胞因子的研究热过一阵，起源于这样一种观念，临床医生希望找到一个或几个在炎症反应中起关键作用的启动因子，并在此基础上开发出有针对性的药物，例如单克隆抗体，从而控制炎症反应的发展。后来的实践证明人们想简单了，虽然从中找到了几个似乎关键的因子，例如 TNF-α，并开发了单抗，试图用它们来干预。但结果要么无效，要么实验室内看似有效，但临床失败。随着热情的消退，人们终于认识到，人体太复杂了，我们低估了致炎因子之间相互关系的复杂性，究其根源，可能还是认识论上出了问题，我们习惯了还原论，习惯了机械唯物，而忽略了整体论。

2. 机体反应

炎症反应是炎性因子与机体相互作用的过程，这个认识很重要，帮助人们将对炎症的认识从简单的致病微生物感染转向更复杂的机体反应，也将炎症起因从单纯的外源性致病微生物增加到包括内源性致炎因子在内的更大范畴。

炎性因子与机体相互作用的经典局部表现是红、肿、热、痛和功能改变。从病理生理角度是：①循环加速，微循环血流增加，虽血流很多是从异常开放的毛细血管前小动脉与后小静脉间的短路流走，组织细胞未必得到更多血运，但毕竟有利于运走致炎因子，临床表现是"红"；②细胞分解代谢增强，因而"热"；③毛细血管壁通透性增强，有利于防卫细胞和多种免疫因子激活并向炎症区趋化渗出，并对致炎因子吞噬、结合、降解、氧化和稀释，但另一方面是血浆成分渗出增加、组织水肿；④致炎因子直接刺激神经末梢，使局部疼痛；⑤功能低下，受累细胞代谢异常，使其原执行功能的强度降低。

至于肠炎会腹泻、泌尿系感染引发尿频、神经元炎症有惊厥、气管炎会咳嗽等，其实是中枢调动的邻近组织细胞的兴奋，例如肠炎是肠黏膜细胞炎症，黏膜细胞的分泌、屏障、吸收等功能降低，但经中枢反应，肠道平滑肌蠕动加速，因而腹泻。其他尿频、咳嗽、惊厥、呕吐等的功能亢进也是类似的机制。

炎性因子会在组织内经组织间液向邻近区域弥散，使炎性病灶扩大，它们也随血流和淋巴等体液循环播散，于是发生全身症状。全身播散的初期表现是体温升高、骨髓刺激、血相变化、凝血活化、血沉加快、C 反应蛋白升高等，这些是机体的防卫反应，是一些非特异的全身炎性反应。随着大量炎性介质突破局部屏障成为所谓"炎性因子风暴"或称"毒血症"时，全身毛细血管网将成为主要累及目标，再随后是全身脏器功能受损。而毛细血管网及受损脏器的炎性反应又产生大量炎性因子再入循环，形成炎性因子自我放大的正反馈，是众多内外源炎症感染的危重时期。

于是，机体对炎症的任务一是要尽量将病灶控制在局部，并逐步消除致病的炎性因子及其后果，二是防备炎性反应向全身的播散，但播散其实又必然的，大量自身组织坏死后的细胞因子入血，因此重症感染的清创引流以及挤压综合征治疗中及时的"壮士断腕"，仍然是必要和经典的治疗。

机体与致炎因子之间是一场"博弈"，致炎因子试图扩展它们的存在，而机体试图通过适度的炎症反应和全身机制将它们控制并消弭，这大约正是中医所说"正邪"抗争在炎症领域的内容吧。

二、免疫反应

前文提到机体防卫包含吞噬、降解、免疫等多种方式，免疫反应是机体对各种来源的异己成分进行辨认和应答的一种方式，是炎症反应的一部分。免疫反应中将异己成分包括众多致炎因子称为抗原，机体对应与抗原结合的是抗体，抗体的组成结构主要是免疫蛋白，抗原抗体结合的参与者有各类免疫细胞。

机体的免疫能力从获得来源可分为被动免疫和主动免疫，从对抗原的针对性可分为非特异免疫和特异性免疫。

婴幼儿从母体带来的免疫能力是被动免疫，在母亲生命繁衍过程中获得的免疫能力、包括非特异性和特异性免疫，会以免疫球蛋白（immuno-globulins，Ig）的形式通过胎盘赠予胎儿，这样获得的免疫能在出生后保护胎儿 1~2 年，但之后就要靠自己了。现代技术已能提取健康人的免疫蛋白应用于一些重症感染患者，这种静脉补充免疫球蛋白的治疗也是一种被动免疫，当然作用极为有限。

非特异性免疫不依赖抗原刺激，是系统常备、适用范围广的一种免疫能力，因其非特异，它们构成人体免疫的第一道防线，也因其非特异，遇到强致炎因子时作用强度不够。部分免疫球蛋白和免疫细胞如白细胞、巨噬细胞等，都是机体非特异免疫的载体。

特异性免疫是机体在与某种抗原接触后产生的只针对这种抗原的特异性免疫能力，不接触则没有，接触后需经一段时间诱导培育（通常数日），然后逐渐建立。预防医学的免疫接种就是基于这样的原理，帮助儿童或其他人群诱导建立对某些致病微生物的特异免疫能力，如百白破、麻疹、乙肝、狂犬病等。

小儿 1～2 岁后易感冒，那是他们建立自己主动免疫的过程，尤其是特异性免疫，他们的"感冒"常常高温、症状重，那是因为他们的被动免疫已经消耗，而主动免疫尚未建立。有点像成人遇到流感和新冠病毒，症状也重，因为事先对它们没有特异免疫，致炎因子未能被非特异免疫充分中和。若是接种过疫苗，机体已有特异免疫的准备，虽不能杜绝感染，却能在感染后极大减轻症状轻。

特异性免疫除特异性外，有记忆和放大的特点，记忆时间的长短与抗原特性有关，有的只维持一段时间然后逐渐淡忘，如对流感病毒、破伤风、新冠病毒等的免疫；也有终生的，像对麻疹天花这样的抗原，特异免疫一旦获得就终生保有。特异性免疫被记住，但平时特异免疫蛋白的常备量不一定大，只会在这种特异抗原再现时，机体一旦再识别，针对它的特异抗体会迅速增量，这是特异免疫放大的特点。

按介导免疫反应的介质不同，特异免疫又分为 T 细胞介导的细胞免疫和 B 细胞介导的体液免疫。

1. 细胞免疫

T 淋巴细胞（简称 T 细胞）主要定居在外周淋巴器官的胸腺依赖区，根据功能不同，T 细胞又可分为不同亚群，如辅助性

T 细胞（T-helper）、杀伤性 T 细胞（T-killer）和调节性 T 细胞
（T-regulator）等。被抗原刺激后多种 T 淋巴细胞协同激发细胞毒
作用，从而得以识别异物抗原，并以吞噬、结合、灭活、降解等
的方式清除有害抗原。

T 细胞有多种表面标志，如 CD3、CD4、CD8 等，表面标志的
存在有利于对它们进行实验室识别，与血液循环中各种免疫球蛋
白一样可以在实验室定量测定，它们与其他多种免疫物质测定，
一起都成为临床评估免疫储备的依据。

免疫细胞除淋巴细胞外，在循环血液中还有单核巨噬细胞、
中性粒细胞、嗜碱粒细胞、嗜酸粒细胞、肥大细胞等；在组织和
体液中还有树突状细胞、NK 细胞、NKT 细胞、适应性免疫应答
细胞、B-1 细胞、γσT 细胞等，它们有的参与非特异性免疫，更
多的参与特异性免疫，都是细胞免疫的一部分。

2. 体液免疫

经骨髓衍化的淋巴细胞称为 B 淋巴细胞（简称 B 细胞），成
熟的 B 细胞主要定居在外周淋巴器官的淋巴小结内，约占外周淋
巴细胞总数的 20%。体液免疫是指体内的 B 淋巴细胞被抗原刺激
后产生全身或局部性抗体，抗体多以免疫球蛋白的方式存在于血
清、体液、外分泌液和一些细胞膜上。抗体有特殊结构，在其他
因子辅助下识别和结合对机体而言是异物且具有生物毒性的抗原，
然后化学改构生成没有或较少生物毒性的抗原抗体复合物，再经
降解或其他途径排出体外。

免疫球蛋白是一个笼统总称，特异抗体和许多非特异免疫蛋白都包括在内，临床用到的人血丙种球蛋白因为来自健康人，他们的血里并不含有多量特异抗体，所以成分主要是非特异免疫球蛋白。

体液中免疫活性物质除抗体外，还有补体、干扰素、溶菌酶、白细胞介素等，它们都以自己的方式在免疫反应中扮演着各自的角色。

3. 防卫免疫反应的协同

病原体或异物侵入人体后，在神经体液调控下和炎性因子介导下，机体各类防卫反应，包括炎症反应、细胞免疫、体液免疫，还有后文将讨论的应激反应等，它们调动周身功能、激发免疫细胞消灭病原体、体液免疫中和毒素，其他免疫因子参与促进和协调。各种反应从局部到整体，再从整体到局部，各种防卫反应相互联接、相互协同、互为调节，构成精细、有机、完整、复杂的机体防卫。

4. 免疫器官

免疫器官遍布全身，在与环境密切接触的组织中分布更为集中。

（1）血液：血液中有数千种蛋白，各有功用，其中许多与免疫相关，如多种特异和非特异免疫球蛋白、抗体、补体等，它们随血液游走全身。多种血细胞，如白细胞与单核巨噬细胞是免疫细胞外，连职司凝血的血小板也含有免疫蛋白 IgG 而"兼职"有一定免疫功能。血液中的免疫细胞和免疫蛋白在趋化因子激活后会向有致病抗原的部位集中并逸出，再在一定体液因子的诱导下对致病抗原发生免疫反应。血液免疫功能的强度通常依据对血液免疫细胞（如白细胞、淋巴细胞）、免疫蛋白等的定量计数进行评估。另外，若在血液中检出细菌（菌血症），或发现身体某部位出现转移性脓疡，则表示血液免疫功能已极度低下。

（2）脾：脾在结构上是一个满是毛细血管和充斥着血液的脏器，以前被称为网状内皮系统的一部分，但对其功能则语焉不详。其实它就是安置在循环系统一个侧枝中的血液过滤器和免疫器官，它充沛的毛细血管网负责过滤和清理血流中漂浮或溶解的异常物质，包括死亡的血细胞、病毒、细菌、细胞因子、炎性介质等，它还能激活 B 细胞使其产生抗体。若脾的免疫屏障衰减，血流中的异常活性物质就不能被充分清除，外科切脾术后发生的"脾热"就是这种来源。一些慢性病因为产生细胞因子和炎性介质，多会刺激脾脏代偿性增大，增大的脾可能提高处理异常活性物质的能力，但也"捎带"减少了血小板甚至红细胞，就是所谓"脾亢"。脾大和脾功能亢进只是机体为应对增多炎性因子的"不得不为"，它并不是免疫能力强，而是一种病态。

（3）周身毛细血管：周身毛细血管网有点类似脾脏，也有一定的过滤和免疫防卫能力，致炎介质、异种抗原不论是局部产生，还是血流带来，都有一部分被滤过并灭活清理在周身微循环。但毕竟不是"专职"，能力有限，而且与脾一样，过量之后，自身会成为新的炎症区。

（4）淋巴循环：是作为血循环之外的又一个大型辅助循环系统，淋巴结、淋巴管、淋巴液构成淋巴循环各要素。淋巴循环遍布全身，一边连接组织间液，另一边连接血液循环，人体淋巴液量据说比血液量还要多4倍。淋巴系循环没有血液循环那么"全能"，它专注于免疫防卫，没有血液循环那么"知名"，却默默守护着人体安全。淋巴循环的防卫，既有细胞免疫，也有体液免疫。T、B淋巴细胞在这里定居、增殖和发生免疫应答，人全身有500～600个淋巴结，肩负着过滤各处淋巴液的功能，是各种抗原和免疫细胞集中交汇的地方。颈、腋下、腹股沟、腘窝是浅表淋巴结集中的部位，收集和处理由皮肤黏膜进入体内的异物抗原。体内深部淋巴结主要有肺门、胸骨后纵隔、锁骨下、肠系膜根部和腹膜后等，还有黏膜相关的淋巴组织，如扁桃体、阑尾、盲肠，以及呼吸道、消化道、泌尿生殖道黏膜下的许多分散淋巴小结和弥散淋巴组织等。淋巴防卫障碍的临床表现首先是淋巴结或淋巴组织肿大，包括脾肿大，随后是全身免疫功能的低下和全身中毒症状的发生。

位于鼻咽部呼吸道开口处的扁桃体及其周围组织是一个黏膜相关的淋巴组织，它在免疫防卫功能中的作用值得关注。由其所处部位，它把守着外环境空气的入口处，环境中多种常见微生物易于到达并被黏液滞留于此，在免疫机制下这种居留也是"拘留"。正常情况下各种环境中常见的微生物在这里有少量存在，微生物与机体免疫之间处于平衡，各种微生物相互间也处在一种生态平衡之中，平衡是动态平衡，有人群特点、环境特点，也有个体差异。这些平衡的存在对我们应对外源性致病因子可能有重要意义，被禁锢的微生物相当于一个内在疫苗库，它们不断向机体免疫系统提供着微量的抗原刺激，持续维持着免疫系统对这些常见致病微生物的特异性免疫活性。环境中新来的微生物只要是在这个谱系中挂了号的，大概率就不会出什么大问题，但若"新来的"不在菌毒谱系中，或者载量和毒性太大，超过机体免疫能够接受的程度，那就会发病。类似扁桃体这样的"菌毒拘留所"相信在体内不止一处，它们共同构成机体应对外源致病因子的防卫机制。有意思的是机体怎样选择留存的微生物种类，从而维系对它们的特异免疫？是仅仅被动接收环境的安排？还是有些主动性？从人类进化过程看，很可能是有一定选择性，选择性既有个体后天的接触和记忆，也有祖先的遗留。我们的祖先在漫长的进化中一定接触过大量的致病微生物，以巨大的生命代价换来了我们今天的"记忆"。引发我们今天普通感冒的病毒有很多种，是一个杂谱系，如果没有祖先给我们的对它们的记忆和由记忆产生的特异免疫，那它们个个都是不好应对的。流感病毒也是多种病毒，但它们在环境中的存在有较鲜明的季节性，因此与普通感冒病毒常驻人间不一样，它们不在"禁锢"的谱系内，所以每年我们要打疫苗。COVID-19 的新冠病毒过去没有与人类接触过，现在它们已常驻在我们的生存环境中，将来它们会不会也进拘留所，成为普通感冒病毒谱中的新成员？不知道，但有可能。

（5）消化道：与呼吸道一样，消化道也对环境开放，且具有广大的接触面积。消化道接受的饮食中难免掺杂有害物质，且肠道内还有巨量的寄生微生物，消化道黏膜因此必须有强大的免疫能力，以将它们隔绝在胃肠道内而不能泄露。胃肠道免疫屏障由淋巴组织、选择性单向透过机制及局部存在的强大体液免疫等共同组成（参见 03 消化功能）。如果胃肠的免疫功能出现衰减或衰竭，则不单肠道内细菌可能透过并易位，各种非细菌结构的肠道内有害物质也都可能穿透屏障而进入循环。临床上真正细菌易位而在血培养中得到捕捉呈现阳性的例子不多，但穿透屏障的情况不少见。轻症也许只是一过性胃肠不适，腹胀恶心，乏力心慌，重症则持续发热，抗生素治疗无效，肠麻痹和腹胀，再结合病史，考虑胃肠免疫衰竭的诊断应该没问题。

（6）肝：凡事难免有疏漏，胃肠免疫也是一样，即使完好正常，也会有漏过的胃肠道炎性因子。门静脉将它们收集入肝，还有来自盆腔的血，盆腔泌尿生殖道也是对环境开放或部分开放的脏器，它们的回血也不可避免会捎带较多的炎性因子，甚至致病微生物。肝脏接受门静脉血，义不容辞要对这些可能不那么干净的血在进入全身循环之前进行处理，肝脏不仅是一个重要的代谢器官，也是一个重要的免疫器官。肝内存在的巨量吞噬细胞（枯否氏细胞）和广泛的毛细血管网就是肝免疫屏障的主体，而胆汁也是肝免疫后废料的排出口。

　　与所有功能一样，肝脏的免疫功能也有限度。对肝脏免疫的高负荷，如门静脉来源的长期、大量、慢性有害物持续作用，以及肝自身来源的感染（如肝炎病毒）等，都会导致肝免疫功能衰退和肝细胞损伤。随后是肝细胞的损伤/修复、坏死/增生过程的长期慢性交替，后果将是肝纤维化，称肝硬化，肝硬化是肝细胞衰竭的后果，也是慢性肝功能衰竭的主要来源。肝免疫功能减退的直接后果是肠道来源及肝自身来源的有害物质透过肝屏障，经肝静脉汇入体循环，加重了机体其他免疫器官如肺、血液、脾等的负担。

　　（7）肺间质：呼吸道是又一个对环境开放的重要脏器，肺间质处于肺泡气相和肺毛细血管血相之间。吸入气中有害物质进入肺泡，从气相这一侧接触肺间质；全身回流的静脉血，包括肝静脉汇集的消化道来血，带来了体内各种来源的异常生物活性的物质，它们进入肺毛细血管，在血相这一侧接触肺间质。肺间质因而不仅是气体交换的场所，也是对两侧来源异常物质进行免疫处理的重要免疫器官，肺间质中存在的大量巨噬细胞、各类淋巴细胞和抗体，是执行肺免疫的物质载体。

　　肺间质慢性持续性免疫负担加重的后果是肺间质纤维化，可以是环境吸入来源的如尘肺，更多是血源性的，几乎所有自身免疫疾病的后期都会合并肺间质纤维化，恶性肿瘤患者如果带瘤生存时间足够长，也是慢性肺间质纤维化的好发人群。

　　急性肺间质负担加重的后果是肺间质水肿，是成人呼吸窘迫综合征（adult respiratory distress syndrome，ARDS）的病理基础。不论急性慢性，伴随肺间质免疫衰竭的突出临床表现都是顽固的低氧血症。

（8）皮肤黏膜：皮肤、黏膜这些体表上皮组织也与环境密切接触，它们有物理化学的自我保护屏障机制，表层下淋巴组织和多量的免疫细胞、免疫蛋白构成对环境的免疫屏障。脚气、多发疖肿等感染性皮肤病是皮肤免疫功能低下的表现，这种低下常是全身免疫状态的外在表现。平时有脚气的患者一感冒，脚气有可能不治而愈，这是机体在感冒后周身免疫得到调动和提高的原因。皮肤也是免疫病的好发部位，许多顽固皮肤病的基础是自身免疫低下。有人提倡冷水擦身和温泉泡澡，认为可以通过刺激皮肤微循环和激活皮下免疫细胞，而提高全身免疫活性，从而预防感冒，甚至预防肿瘤。联想到感冒和脚气，这种说法可能有一定道理。

（9）胸腺和骨髓：胸腺和骨髓在免疫发育过程中有一定地位，淋巴细胞的成熟和分化在这里进行，但在成年后它们在免疫系统中的地位并不确定。

体内众多的免疫器官在结构上互相连续，在功能上虽各有侧重，但相互补充，构成人体完整的免疫系统。

5. "抵抗力"

人们常说的抵抗力是人体对抗致病因子的应激防卫的综合能力，其中包括免疫力。

人的免疫力有两个组成部分，一是免疫储备量，是机体能够随时调用的免疫的物质储备量。因为是物质的，所以临床可能测量，如常见的血白细胞计数、淋巴细胞计数、血清中的免疫蛋白定量、补体量、骨髓象及各种可以测量的免疫数据，还有肝功能是否正常、淋巴结是否增大、是否有慢性消耗性疾病等，是免疫储备的间接指标。免疫力的第二部分是免疫活性，或称兴奋性或免疫反应性，这是机体对免疫储备的调动和应用方式。就像对运动员，他们能不能出成绩不仅有体能和技术的因素，这是基础，还要有状态，有了体能技术再加上良好的竞技状态就容易出成绩。体能和技术较容易看出来，肌肉发达、握力强、技巧好，状态则外表不容易看出来，但确实存在。免疫活性也是一样，我们可以感觉它，但却难于测量。免疫的物质储备量一般是相对稳定的，而免疫活性是波动的，受影响的因素多，是随时波动的。

免疫储备与活性的关系似乎可以用现代信息技术中的硬件和软件作类比，储备就像硬件，活性相当于软件。硬件当然重要，是软件运行的基础，软件也重要，好的软件能把硬件的所有优势发挥出来。但两者可能不配，硬件好，在上面跑的软件不一定好，硬件的优势不能发挥，而硬件不好，再高级的软件也会卡顿。免疫的"软件"来自先天遗传和后天训练，而且还有与多种后天因素相关的波动。

面对致病因子的侵袭，不同个体、不同个体的不同状态下免疫储备能力的表达动员是不同的（图7-1）。有的人快速动员，而且很快达到高峰，维持时间也长，也有的人反应慢，反应高峰低，维持时间短。反应曲线的形态多样，与免疫储备的多少有一定关联，但并不一一对应。

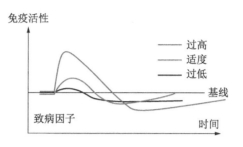

图 7 - 1 同等强度致病因子与不同防卫反应活性示意图
(彩图见彩插 12)

图 7 - 1 试图表明的第一点是：不同个体、不同时刻的免疫活性并不相同，对同样强度的刺激，机体反应的差别可以很大，这种差别对疾病过程和转归产生影响。过小的反应不利于机体控制和清除外来致病因子，而过强的活性也使炎症反应过于剧烈，对机体自身造成额外伤害，最好是不高不低，且与自身免疫储备能力相当。

图 7 - 1 试图说明的第二点是：人免疫活性的波动性，波动应该有规律可循，演变过程有兴奋 - 抑制 - 恢复的时相变化，体育教练员调整运动员赛前状态是对状态规律的探索，有一般规律，也有个体特点，临床医学对免疫活性的认识和研究应引起重视。

2019 年新型冠状病毒感染初期，那时的病毒变异还不多，面对同样的或至少类似毒性的病毒感染，有的人症状轻甚至无症状，在方舱医院里跳跳广场舞就恢复了，这样的轻型普通型病例占总数的 80% 以上。但也有重症，除了吸氧甚至还要呼吸机，有一定死亡率。病毒相同，轻型重型的差别就在于个体免疫的差异。人们注意到，死于新冠的中老年人和有基础疾病者居多，这个人群普遍免疫储备低，是病死率高的基础原因。但细致分析可以看到，并非所有患病老者都死亡，而死亡病例大致有两种情况，一是临床过程中炎症反应的表现不强，甚至体温都不高，看似波澜不惊，没大折腾人便去世了。这种情况是储备低，活性也低，病毒复制虽高，患者在新冠病毒面前无力反击。第二种情况是虽储备低甚至正常，但活性亢奋，在亢奋活性面前储备尤显不足，病程表现是病程突然加重，波动起伏快速进展，储备快速消耗，过度的炎症导致自噬，最终不治。这样的情况也会发生在一些中青年病例中，他们平时看起来基础还好，但若是免疫活性的反应曲线是亢奋的，病程便可能凶险，也造成中青年 COVID-19 一定的死亡率。如果中老年人基础还好，储备虽差，但属正常偏低，只要免疫活性适度，合理使用其储备，引发的机体炎症反应和自噬就不那么剧烈，即便感染了新冠也大概率能抗住。社会人群中的多数是有较好储备、活性均衡，那就能表现出较高抵抗力，他们是新冠病毒感染者的无症状者、轻型和普通型。

从对新冠病毒感染不同病程的了解中可以看出，抵抗力需要有免疫系统的物质储备，且多一点好，另外还必须免疫活性得当，活性过高过低都不行。前文提到炎性因子有促炎和抗炎的分类，适度和均衡是一种自我保护。

　　西医在干预一些重症感染时有时会采用肾上腺糖皮质激素，这是在调节机体免疫的活性强度。中医的"阴虚""阳虚"理论可能在这里为我们打开了另一个视角，阳虚人储备和活性都不足，阴虚人活性强而通常储备相对不足，容易反应过度。中医认为老年人群偏阳虚，同时认为老年阴虚者也有相当比例，这样的认识有助于我们理解上述新冠病毒感染以及其他诸多疾病的病程演进，也让我们期待中医中药的干预可能有意外的疗效。另外适度的中枢镇静、炎症部位的局部神经阻滞等，都可能有帮助。

　　日常生活中，免疫储备与活性都在一定范围内波动，强度不大的日常刺激带来的活性波动应该都在合理范围，群体间差异不大，但大刺激后的活性波动应该有强烈的个体规律。再以运动员为例，日常训练和小比赛中，技术发挥大抵会正常，但临到大赛，各人的异常就大了，社会称之为心理素质。在免疫中，强刺激后的活性反应部分是天生的，有遗传因素。

　　免疫受中枢调控，中枢决定着以下几个方面：①免疫系统整体活性；②设置自身免疫耐受性（耐受范围和强度）；③维持免疫内部各要素间的协调和稳定；④免疫修补，使受损的免疫储备得以恢复等。在治疗一些临床心理－躯体疾病（如慢性疲劳综合征）的经验中，医师们意识到机体免疫调控的中心应位于脑内生命中枢，它主要通过内分泌途径进行调节。已粗知垂体促肾上腺皮质激素（adreno-cortico-tropic hormone，ACTH)-肾上腺皮质激素轴具有抑制免疫活性的作用，肾上腺髓质激素甲状腺素等的作用则可能相反。对完整的免疫中枢调节以及自身的反馈调节机制等尚待阐明。

免疫活性的强度与生命周期相关，幼年期免疫发育未成熟，一旦反应即很强烈，活性波动也大；青年人储备足且活性均衡的比例高；老年人普遍免疫储备低，免疫活性则可高可低，多见免疫活性低。老年人也有储备与活性均衡者，但比例不像青年人那么高。

季节和昼夜对免疫活性也有影响，临床表现为在季节和昼夜交替时，人体原有的感染性和免疫性疾病容易波动。

社会和医学经验已证实，遗传因素对机体免疫活性有重要影响，个体有自己的反应活性特征，有抗原遗传、抗体遗传，机体也将父母免疫应答的特征遗传给子代。有的人易患免疫病或肿瘤，接种同样的疫苗，不同孩子的反应性可以差别很大。遗传密码通过控制免疫应答基因群的核糖核酸载体，通过蛋白合成对多种免疫细胞间的相互作用进行调控。基于这样的认识，有人曾试图通过调控免疫细胞对免疫活性进行人为控制，他们找到了一种能激活 T 淋巴细胞 CD28 的单克隆抗体，在实验室里它能提高 T 淋巴细胞的免疫活性，但临床试验的结果是灾难性的，受试者全被送进了 ICU。不过，这个实验还是大大丰富了我们对防卫免疫活性的认识，首先它证明了免疫存在蛋白分子的调节机制，而蛋白复制是基因决定的，另外也说明了并非免疫活性越高越好，过度的免疫活性会带来自身的严重伤害。还有一点重要的教训不能忘记

"人是一个整体"。实验室内分子水平的研究固然是知识的进步，但必须将它们重新纳回人体巨系统之中。

6. 免疫低下

免疫低下是许多疾病的基础原因，包括储备低下和免疫活性低下。以下是提升储备、维护活性适度的要点。

（1）健康的生活方式

充足的睡眠、适量的运动、均衡膳食和营养、不过劳、不吸烟、不酗酒等健康的生活方式，能够从多方面提高免疫储备和避免不适当消耗，对日常消耗也能及时补充。健康的生活方式是良好免疫储备的必要条件，也是维持生命中枢内部平衡并维持适当免疫活性的必要条件。

（2）消耗与补充

日常生活中机体免疫储备的消耗与补充一直在动态平衡之中，时时有消耗也时时在补充，适度的消耗是补充的启动因素，消耗与补充有时相的变化规律。例如，运动会对储备有消耗，但只要运动适度，健康躯体能随后进行及时和充分的补充，长期坚持的适量运动，甚至能使补充量超过消耗量而提高防卫免疫的功能储备量（图7-2）。

但过度的消耗，如超大运动量、剧烈的风寒暑湿燥热环境应激、免疫活性过强、心理及躯体疾患，尤其是各种免疫相关性疾病，它们对免疫储备的消耗大，对免疫活性的调控的影响也大，而及时充分的补充和纠正未必能实现（图7-3）。因此，顺从环

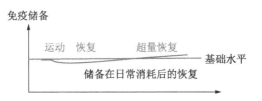

注：图中红线示后期的超量恢复

图7-2　储备的日常消耗与补充示意图（彩图见彩插13）

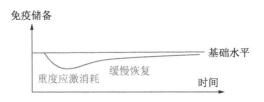

图7-3　免疫储备过度消耗后的恢复示意图（彩图见彩插14）

境变化、避免在不良环境中过度暴露及疾病早期控制等，都有利于减少储备消耗和对免疫活性的干扰。

对免疫防卫持久而反复的刺激，如老年人群中，各项功能低下，若合并慢性感染、恶性肿瘤、代谢性疾病、自身免疫病、蛋白丢失、营养不良、药物或化学接触等，都会使免疫储备持续消耗而补充不足，并可能使免疫活性因反复刺激后的疲惫而降低（图7-4），乃至无法恢复。

图中黑线代表应激下免疫活性的反应，红线代表免疫储备状态。减少应激、控制慢性感染、治疗各种慢病、减少不必要的药物和化学制剂应用等，都有利于减少储备和活性的消耗。

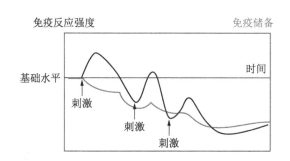

图7-4 反复应激导致免疫强度和储备的波动（彩图见彩插15）

（3）情绪

皮层思维活动产生的情绪（参见09中枢调节功能）影响生命中枢对免疫活性的调节，这种影响可以是正性的，如乐观、开朗，"笑一笑十年少"，但日常生活中更多的情绪可能是负性的。过度的喜怒忧思悲恐惊带来的不良情绪能潜意识地消耗着免疫储备，也降低着免疫活性，这已被大量社会实践和医学实践所证实。许多人看起来健康，也有良好的生活方式，提示免疫储备良好，但情绪不健康，免疫活性低下。平时学习一些对不良情绪自我发现和控制的知识（stress management）并付诸实践，也是健康生活方式的一部分。三五知己、和睦家庭、自得其乐、利人利己等都有助于维护中枢对免疫活性的正性调节，避免免疫活性的低下。

（4）免疫缺陷

免疫缺陷是一组由于免疫系统发育不全或遭受损害所致的免疫低下，可以是免疫储备少，也可以是免疫活性低，或者两者兼而有之。有原发性免疫缺陷，又称先天性免疫缺陷病，与遗传有关，多发生在婴幼儿；也有继发性免疫缺陷病，又称获得性免疫缺陷病，可发生在任何年龄，多因严重感染尤其是直接侵犯免疫系统的感染。艾滋病（acquired immune deficiency syndrome，AIDS）是一种病毒侵犯免疫系统淋巴细胞的疾病，导致获得性免疫低下。

（5）药物

免疫抑制药物、放射治疗和肿瘤化疗等也是免疫低下的原因，肾上腺糖皮质激素抑制免疫活性，放化疗抑制免疫储备。理论上说，几乎所有化学和生物药物即使如抗生素，都会不可避免地损耗机体免疫储备并干扰其活性。

7. 免疫耐受

免疫系统对某些特定抗原辨认后却不反应，这并非源于免疫储备的低下，而是系统对这些特定抗原的反应活性缺如，这种现象称免疫耐受。免疫耐受与免疫防卫的目的并不矛盾，它是人体免疫必须具备的另一面，免疫排异与免疫耐受都是人体的正常需要，两者相辅相成。

首先是对自身抗原的保护。抗原性的实质是物质结构的特异性，组成机体自身组织的各种成分也有自己的结构和抗原性，机体不能对自身抗原进行攻击。

其次是为了共处。机体在生命过程中难免要与某些外来物妥协，不能对它们免疫处理的代价太高，甚至要付出生命，因而人类在进化中就学习了对它们网开一面共同相处的能力，小到病毒，大到子弹。若要彻底清除病毒，就要彻底清除被病毒入侵的所有自身细胞，这个代价太高。为了排出子弹，就要大量成脓并烂穿组织形成通道，这样的代价也极高，很难说患者能不能挺过来。机体免疫在进化中需要学习和适应，以避免反应过度对自身的伤害。机体需要获得对一些非自身抗原的免疫适应，或说耐受有必要性和有害性的两面。

例如，人感染肝炎病毒，病毒进入肝细胞，引发机体识别和免疫防卫，临床成为肝炎，症状与毒株特性、病毒载量以及机体免疫活性三者都相关。甲肝病毒与细胞核内的核酸链结合不稳定，机体免疫可以在较少损伤自身肝细胞的情况下将它们逐渐清除。而乙肝、丙肝病毒就没那么容易，它们与细胞核内核酸链结合稳定，结合后的新核酸链于是既保留原有的机体自身抗原特性，又有部分病毒抗原性，机体免疫反应于是复杂，既要耐受又要排斥。机体于是会在这两者之间建立一个平衡，不同毒株不同个体设置的平衡点位置不同，位置的确定主要与个体免疫耐受性相关。耐受性偏高，平衡点趋于耐受，则机体一定程度上忽略对病毒的排异而偏重保护肝细胞，宿主肝细胞存活并继续执行一定量的肝功能，代价是病毒也得以"苟免"存在于细胞内。临床于是有一些感染了乙肝、丙肝病毒的人，虽有亚临床的肝功能下降，但肝功能检验显示正常范围，也不表现明显肝炎症状，这样的患者被称为病毒的健康携带者。另一个极端是机体免疫完全不接受带有病毒节段的自身肝细胞内核酸链，对它们进行全方位的免疫排异，于是成为急性暴发性黄疸型肝炎和快速进展的肝功能衰竭，死亡率很高。在健康带毒者和暴发性肝坏死之间有许多中间态，患者的免疫不是完全不耐受，但不耐受程度仍较高，耐受与排异平衡点偏向不耐受，那么机体免疫程度虽不剧烈，但仍不断"攻击"病毒，捎带也攻击了已与病毒稳定结合的肝细胞核酸链，于是多量肝细胞持续受损，肝功能长期不正常，临床成为慢性活动性肝炎。长期免疫不耐受的后果是慢性肝细胞损伤和坏死，坏死与增生并存，结果将是前文提到的肝纤维化 – 肝硬化。损伤 – 修复的交替也使细胞分裂的频度增加，本已受伤的基因突变的概率和频度也增加，机体免疫活性又处在耐受和不耐受的异常状态中，常常是反复刺激后的疲惫性低下，再与长期免疫储备消耗的因素叠加，使肝癌发生率增加。

肝炎病毒是这样，与细胞核糖核酸链结合稳定的其他病毒也是这样，治疗重点一是从机体角度调整免疫耐受，使平衡点下调一点，以容忍病毒的存在；二是针对病毒，尽量开发药物抑制它们的合成和传播，但要真正完全清除这样的病毒是困难的，因为真正清除很可能意味着要杀死整个宿主细胞。

机体免疫对许多其他异质抗原都有这样类似的耐受和不耐受平衡的复杂问题。值得一提的是，免疫耐受与不耐受的平衡是一种动态平衡，平衡双方在变动，因此平衡有稳定性的一面，也有变动性的一面，稳定是相对的，变动是绝对的。寄生体内的许多致病微生物在局部慢性存在时，机体可能并不对它们发生激烈的免疫防卫反应，表现为一种免疫耐受。而一旦情况变化，如入血、变异后毒性增加，或机体免疫活性的生理病理性变动等，免疫耐受就可能转化为不耐受。

三、防卫免疫疾病

机体的防卫免疫反应平时在不知不觉中进行，免疫储备与免疫活性每日潮起潮落，维护着我们的健康，但也免不了会生病。

1. 感染性疾病

在人们最为重视的防卫免疫问题中，最常见的临床形式是由致病微生物引起的感染性疾病（infectious diseases）。

（1）急性感染

各种急性感染的临床表现是致病微生物与机体防卫免疫反应的外因内因综合作用。日常生活中轻症感染是绝大多数，小的急性感染是生活的一部分。但若病情足够严重，则演进过程大致可分为四个阶段，分别是一般性全身炎性反应阶段、细胞因子风暴阶段、感染性休克阶段和多脏器功能衰竭阶段。若感染和炎症反应能得到及时控制，病程能随时中断退出，但若感染持续严重或机体免疫异常（免疫活性低下或亢奋），临床将可能目睹患者逐级恶化，也有不发生中间环节的突发死亡，不会经历全部四个阶段。

中医有温病理论，将发热性疾病作"卫气营血"四个阶段的辨证，这与现代医学急性感染的过程不谋而合。

A. 一般性全身炎性反应阶段（SIRS）

这个阶段感染初起，致病微生物入侵，而机体防卫和免疫能力相对完好，两者交互作用，所产生的多种内外源性炎性因子在局部产生炎症症状，部分入血，对脑皮层，尤其是脑内生命中枢（如发热中枢、免疫应激中枢等），及循环、肺、肝等全身功能，尤其是免疫防卫功能产生兴奋作用。机体各种功能，包括免疫储备和活性均被调动。此阶段毒性介质的量尚可控制，未引发全身毛细血管网内广泛炎性反应，机体防卫免疫机制完整、反应适度，故称一般性全身炎性反应。有人总结这个阶段的临床特征，提出具备以下四种症状中的两种或更多就可确认已进入感染性疾病的 SIRS 阶段。

T > 38 ℃ 或 < 36 ℃（体温）。

HR > 90 bpm（心率）。

RR > 20 bpm（呼吸频率）或 $PaCO_2$ < 32 mmHg。

WBC > 12 000/mm^3 或 < 4000/mm^3。

中医温病理论对"卫分证"的表述是：温热病初起，发热、微恶寒、头痛身痛、口渴欲饮、无汗或少汗、舌边尖红、舌苔薄白、脉象浮快。这些描述反映了体表和微血管收缩、汗腺等外分泌减少的感染全身反应，似与现代医学的 SIRS 相当。

B. 细胞因子风暴阶段

一般性全身炎性反应持续一段时间（数小时至 3 ~ 5 日）后，若致病微生物持续活跃，机体免疫活性高度调动，炎症反应播散到全身，全身毛细血管受累成为此阶段的重点内容。炎性反应持续高企，病情继续发展，病灶局部各种细胞因子毒性介质继续活跃并入血，炎性因子和毒素持续波及全身毛细血管网，在扩大面积上又产生大量细胞因子和毒性介质，与局部介质两者合流汇成细胞因子风暴。此阶段机体免疫活性通常亢奋，免疫储备快速消耗，全身中毒症状重，重要生命功能损害的表现开始出现。患者发热多为稽留热，机体的循环、呼吸、代谢的兴奋度逐渐降低，但各重要生命功能尚能维持，可能有一些功能不全但代偿，未出现明显功能衰竭。这个阶段的长度因人而异，可能有 3 ~ 7 天。临床对这个阶段的存在没有分歧，但名称不统一，有的文献称之为Sepsis，也可称为毒血症阶段。

中医温病"气分证"的描述是热不解且盛的"里热"，发热重不恶寒、反恶热、汗出、口渴、苔黄、脉数。描述符合分解代谢亢奋、循环兴奋、有效循环血量减少（汗出及向组织间转移）、微循环淤血水肿，可能被描述为湿热。

C. 感染性休克阶段

经过前两个阶段的相持，感染与细胞因子风暴继续发展，但机体防卫免疫储备消耗严重、活性衰落，防卫免疫机制已不能控制它们的发展，细胞因子及毒性介质在全身毛细血管网中引发了广泛而深重的炎性反应，微循环淤血加重，毛细血管通透性增加，血管内液向组织间大量渗出，有效循环血量减少，小动脉与小静脉间短路大量开放，组织有效灌注减少，重要脏器的生命功能继续衰退，首当其冲的是循环功能，循环衰竭的出现是这个阶段的标志。突出表现为：①大血管内循环衰竭，因多量毛细血管前后的微小动脉与静脉之间的短路开放，循环外周低阻，心肌兴奋性高、心率快，心输出不低，但血压下降，患者是"热休克"或称分布性休克；②毛细血管渗漏，体液分布异常，有效血管内液不足，细胞外液增多，与前阶段口渴欲饮不同，此时口渴但不欲饮，或少饮；③体温曲线不再是稽留热，防卫机制与体温中枢"盛极而衰"，只是身热夜甚。

中医温病"营分证"表述是脉细数、热邪内陷、逆传心包、身热夜甚、心烦不寐、斑疹隐隐、舌绛无苔、脉细数，提示大血管内循环衰竭，舌红绛示微循环淤血且短路开放，斑疹隐隐示皮下可见微循环淤血甚至出血，同样的微循环状态发生在脑内，致心烦不寐和神昏谵语。脉细数和心神被扰是中医"营分证"的特征性表现。

D. 多脏器衰竭阶段（multiple organ dysfunction syndrome，MODS）阶段

感染性休克的出现和发展提示机体防卫免疫功能已衰竭，若不能及时终止其疾病动因，提供机体防卫免疫恢复的条件，并纠正已发生的脏器功能不全，将不可避免地引向机体所有功能的衰竭。在这个阶段给人印象深刻的临床表现是多个重要的生命功能序贯性地出现衰竭征象。已发生的循环衰竭可能从热休克转为冷休克，肺毛细血管网受细胞因子冲击而肺损伤（acute lung injury）

或称成人呼吸窘迫综合征，因肺间质水肿而以低氧、低二氧化碳为主要特征的气体交换在后期进展为低氧高二氧化碳血症，肾血管灌注压降低、肾小球滤过减少及肾小管坏死导致排泄功能衰竭、类似机制的肝衰竭、出凝血机制衰竭（disseminated intra-vascular coagulation，DIC）、造血功能衰竭（骨髓抑制，白细胞数量减少，或虽不少但功能减退）、中枢神经系统衰竭（某种程度意识障碍如烦躁不眠，甚则发狂，神昏，抽搐等）、胃肠衰竭、代谢衰竭和内环境衰竭（代谢性酸中毒高渗低蛋白等）。不同组织细胞对缺氧耐受性不同（T50 时间不同，参见 01 循环功能），临床表现出脏器功能的衰竭在时间上出现序贯性的现象。

中医温病理论中的"血分证"可能与此阶段相当。血分证被中医认为是温热病发展中最为深重的阶段，称其病变以心、肝、肾为主，临床表现除证候重笃外，更以动血、伤阴为特征。主要症状有发热夜甚，伴神志障碍，如昏迷、谵语、神志时明时昧，或舌謇肢厥，舌深绛暗紫（微循环内淤血凝血），有皮下出血性斑疹、吐血、衄血、尿血、便血。循环系统心率快、脉细、四肢厥冷等。

急性感染的各个阶段都有几天的过程，视感染性质、患者个体特征和医学治疗的适宜性而不同，有的病程能终止退出，患者逐渐康复，也有的原发病难以控制或个体因素的免疫活性高亢而持续发展，从而四个阶段依次发生。视中间过程，有的可能加速进行，有的也可能迁延拉长。

对急性感染的防治需从致病微生物和机体防卫免疫两方面进行，西医通常应用抗生素（或抗病毒药）和引流，强调细菌培养和病毒鉴定等，重点针对外因微生物，这些无疑是重要一面。对机体免疫防卫的调节治疗也在探索中，如采用免疫球蛋白甚至抗毒血清的被动免疫治疗，但尚不成熟，此时参考中医对温病的一套方法，可能是一个方向。

值得注意的是，感染过程中致病微生物常不是单一种类，有病毒有细菌，有需氧菌和厌氧菌，普通菌和真菌，感染常是混合的，只是通常有某一或两种是优势而已。优势也是动态的，在环境和治疗干扰下会很快转换，社会性的抗生素滥用也使医生的抗菌治疗更加困难，医院使用抗生素频度高，而且不得不用所谓更高档的抗生素，所导致的院内感染普遍成为治疗难点。不同医院，甚至同一医院不同病区，会有不同的常驻优势菌，这些菌长期接触抗生素，已培养了不同程度的耐药性，如耐新型青霉素的金黄色葡萄球菌（MRSA）、耐万古霉素的金葡、抗多黏菌素的真菌和耐药肠球菌（MRSE）等的所谓超级细菌，它们都是人类用越来越"高级"的抗生素培养出来的变异菌。实验室的细菌培养可以提供对感染病菌的了解，但这种检查有时间滞后，也许待看到培养报告和药敏结果时，体内细菌谱和耐药谱已变，所以临床医师对本院、本病房优势致病菌及它们耐药谱知识的掌握十分重要，与实验室培养结合是抗生素治疗的基础。

病毒感染在正常机体免疫条件下有自限性，但常有细菌感染合并存在，细菌感染为主的病例也常因机体防卫免疫的改变而合并有寄生病毒的"趁火打劫"。

（2）慢性感染

一般人日常都会伴随慢性感染，如慢性咽炎、牙周炎、前列腺炎、肛瘘、泌尿系感染、鼻炎、胃炎、胆石症、宫颈糜烂、鸡眼、脚气、隐匿性结核等等，病原菌不同，但都带来慢性感染，构成对机体防卫免疫功能的持续刺激。慢性炎症既是对免疫储备的消耗，也是对活性的消耗、耗竭和抑制。病程中有时可能会有些全身中毒症状，如发热，但不重，是临床"发热待查"的来源之一。但更多慢性感染可能没有全身症状，局部症状也不重，甚或完全没有自觉的局部症状，但它们始终在与机体防卫免疫功能的对峙中。

慢性感染的临床重要性大致有六点：①慢性代谢消耗；②慢性免疫消耗，包括储备减少和活性异常，活性异常通常表现为抑制和过度的交替，总趋势是抑制；③免疫器官损伤，如肝间质、肺间质、淋巴系包括脾免疫功能损伤等；④炎性因子所致的血管内皮损伤，尤其是大血管，如冠状血管、脑血管、主动脉、肾血管等的血管内皮损伤，后果与吸烟一样，血管内皮损伤促进斑块形成和动脉发生硬化；⑤感染灶所在组织器官功能低下；⑥局部炎性介质积累使毛细血管通透性增加，组织间液增加，成为中医的"湿"证的多数情况，阻碍了物质和气体的弥散通透，并可能在某些体腔形成积液，如少量腹水、胸腔积液、心包积液、关节腔积液、痰饮和关节肿胀等。在慢性感染中，这种血容量向组织间转移的倾向多限于局部，但也有向全身蔓延的可能，临床常见到有些患者虽每日水分摄入量没有大的变化，但每日尿量时多时少；⑦可能改变感染部位细胞内遗传物质结构，并刺激细胞增殖和分裂频度，成为肿瘤的危险因素。以上的损害都与细胞因子和毒性介质慢性增多有关，与前文毒血症的急性介质病相类似，也许可以将它们称为慢性介质病。

这种慢性感染带来的慢性介质病同样还见于非感染性慢性炎症（non-infectious inflammation diseases），如类风湿、干燥综合征、胆汁性肝硬化、系统性红斑狼疮、恶性肿瘤带瘤生存、血液病及化疗放疗后等的无菌性炎症反应，中医的归类可能也是"湿"。

（3）临床常见的感染性疾病

感染性疾病由致病微生物引发，呼吸道、消化道、口腔、泌尿生殖道和皮肤因对环境直接开放和接触，正常就有菌，一旦免疫波动达到一定程度，就成为感染性疾病的好发部位。

消化道寄生菌主要是杆菌，且主要是革兰氏染色阴性杆菌，呼吸道寄生菌主要是球菌，且主要是革兰氏染色阳性球菌，临床上如果这两类寄生菌的寄生部位发生了反转，即呼吸道变成了革兰氏阴性菌为主，或胃肠道菌群成为革兰氏阳性菌为主，都提示宿主机体的免疫防卫功能已经低下。

口腔、生殖道、皮肤同样有寄生菌，种类、数量及生态也有各自的特点。唯独泌尿道则认为除排泄开口处外，其他部位正常应是无菌，这应与持续不断地单向尿流冲刷有关。胆道因其强碱性和高渗透压，仅下段向十二指肠开口处可能有菌，上段则仅在梗阻时会有菌。身体其他实性脏器，如骨髓、脑实质、脑膜、肝实质、胰腺、腹膜后和血流中等均应无菌，如果这些部位检出有菌，则应是重症感染的血行播散。

在各种感染性疾病中，以下呼吸道感染的肺炎最常见，因表现多样，常统称肺部感染，它是老年人和重症患者死亡的最常见直接因素。肺部感染发生的原因或是致病微生物载量大、致病性强，或是机体呼吸道抗炎屏障弱，或是两者的结合。

环境空气中飘浮着各种物质，有细菌、病毒，也有其他有机物或无机物。它们有的以微颗粒、气溶胶甚至分子形式"混悬"或"溶解"在空气中，有的黏附在灰尘上，随呼吸进入呼吸道。针对各种微生物、化学和物理致病因子，呼吸道的抗炎防卫屏障包括物理的吸附、稀释、化学结合、生物变构，以及纤毛移动、咳嗽、喷嚏等的清除。鼻腔中鼻毛结合上面的黏液可过滤和吸附空气中部分比较粗大的灰尘，鼻甲、鼻窦、鼻咽部黏膜黏液和丰富的淋巴组织富含免疫细胞和蛋白，既有物理的吸附，也有生物的免疫防卫，正常情况下产生的少量分泌物多在不经意间被吞咽进入消化道。

A. 上呼吸道感染

上呼吸道正常有菌，口鼻咽腔更是重点，上文提到长期有少量微生物在口咽部黏膜下包括扁桃体淋巴组织内存在，正常情况下它们与机体免疫间均衡对峙，但当这个对峙不再均衡时，上呼吸道感染就会发生。失衡可能是外因为主，如致病微生物过量或"陌生"微生物入侵，但也可能是机体免疫抵抗力低下的内因为主。

上感也称感冒，依感染致病微生物的不同分为普通感冒（common cold）和流行性感冒（influenza）。普通感冒由环境中普遍存在且日常寄生人体内的多种普通感冒病毒引起，因是"熟悉"的病毒，机体对它们已取得一定程度的特异免疫，全身症状通常停留在 SIRS 阶段不再演进。普通感冒的发生通常是机体冷源性应激反应的并发症，超过限度的皮肤骤冷骤热导致免疫储备消耗和活性的先高后低，待到活性降低，潜伏病毒开始活跃，感冒就来了。所以普通感冒虽有致病微生物（主要是病毒），但机体免疫活性的波动低下是主因。因是内因为主，而且人群普遍对致病病毒已有抗体，所以症状不重而且一般不传染。鼻咽是呼吸道抗炎排异的第一道屏障，因此感冒时，鼻咽局部卡他症状突出，黏膜水肿、分泌物多，于是咽痛鼻塞、流涕喷嚏，也正因为临床症状如此，被西医称为上呼吸道感染。

流感则不同，流感病毒在环境中的持续高浓度存在与季节相关，即冬春季，它们并不在体内常规寄生。流感病毒也是一大类，如禽流感、猪流感等，因平时不在体内寄生，机体普遍对它们没有现成的特异免疫，因此可以传染。流感的发生是内外因的综合，但外因明显更重要。发病者上呼吸道局部有症状，但常被更严重的全身症状所掩盖，全身毛细血管常被波及，见 39 ℃甚至以上的高热，是毒血症细胞因子风暴的表现，稍后常并发细菌感染主要是肺炎，时有流行，有一定死亡率。是历史上所称"瘟疫"的重要内容。冬季寒冷，人们较多停留在通风不佳的户内，更易传播，是流感发生的主要季节。

针对流感，疾控机构会依据既往流行经验和一般规律提前预测和筛选当年秋冬最可能的流感病毒株，据此制备疫苗进行预防接种。如果预测正确，机体提前有了特异免疫的准备，以后遇上时，可以不发生或至少症状较轻。

不论是普通感冒或是流感，都会激活机体防卫免疫活性，调动免疫储备，使机体得以调整康复。如前文所示，防卫免疫的活性有调动的兴奋，就会有抑制的低下，免疫储备消耗后的补充也需时间，防卫免疫屏障仍有被突破的可能，为多种致病微生物的入侵和超量繁殖提供机会，并发细菌或其他微生物的感染并发症，多种疾病可能由此发端。普通感冒的最常见并发症是急性气管炎，流感的最常见并发症是肺炎。此外，感冒后入侵的致病微生物多样，其中一些因其异质抗原性可能引发一些特殊的免疫反应而导致意想不到的后果，如某些溶血性链球菌引发的免疫复合物可能导致心脏瓣膜病（风湿性心瓣膜病）或急性肾小球肾炎、风湿热和风湿性关节炎，有些病毒可能侵犯心肌引发病毒性心肌炎，成为若干年后心律紊乱的来源等。

对感冒应以预防为主，平时保护免疫、增强免疫储备、维持适当的免疫活性，季节变换时注意劳逸结合，尤其注意避免骤冷骤热。一旦感冒应扶正祛邪，适当休息、喝水、软食，以预防并发症为主，除非有证据合并细菌感染，否则不宜使用抗生素。

2003 年的非典型性肺炎、2012 年的中东呼吸综合征和 2019 年的新型冠状病毒感染（COVID-19）的致病微生物虽不是传统意义上的流感病毒，但它们都属冠状病毒，入侵人类社会的过程却与流感病毒类似。它们本是属于其他动物的病毒谱系，是不能直接感染人类的，但因某种机缘巧合进入某中间宿主体内，与某种人类病毒结合或改造，从而使人类易感。一旦感染，因从未遭遇，没有特异免疫，因此传染性强。随着人类与动物界活动的重叠增多，类似流感或新冠的公共卫生事件可能还会发生。

B. 急性气管炎

感冒使鼻咽腔防卫屏障减退，环境空气未经良好初期处理即直达气管，鼻咽腔过量繁殖的致病微生物下延进入总气管和主支气管，加上感冒后免疫低下的机体状态，此时最常见的并发症是急性气管炎，通常是细菌性的。主气管及前几级支气管有软骨环支撑，上披的气道黏膜内有多量黏液细胞、吞噬细胞和淋巴细胞，分泌多种免疫蛋白，对透过了鼻咽屏障的致病微生物进行处理。咳嗽是气管刺激，它们是气管炎的典型表现。急性气管炎初期以水肿的卡他症状引起刺激性干咳为主，胸部听诊呼吸音粗。中期有些黏液痰，那是微生物刺激后的分泌物，后期细菌被防卫细胞吞噬，痰呈脓性。急性气管炎中后期胸部听诊能听到较粗大的湿啰音，表明有分泌物停留在主气道。清除痰液是气管重要功能，由纤毛摆动和咳嗽反射协同实现。气管黏膜上长有不停摆动的纤毛，它们节律有力地向上运动，将气道内异物、通常是痰液向口咽部推运。正常人也会有气道内分泌物，但量少稀薄非脓性，无需咳嗽，仅靠纤毛活动已能够将它们推送到口咽，然后多在不知不觉中被吞咽入消化道。急性气管炎可能伴有轻中度全身中毒症状，如低热、头疼、疲乏、口渴等的 SIRS 表现，这些症状经适当支持性治疗和休息，常自主逆转恢复。但若患者原有肺部慢性基础病，如支气管哮喘、支气管扩张、慢性气管炎、肺气肿等，则可能引起基础病复发，病情因而迁延加重。

感冒不是气管炎的唯一原因，胃内容物反流误吸也是重要原因，包括不自知的所谓安静误吸（silent aspiration），尤其是老年人，吞咽反射和咳嗽反射同时迟钝，使胃内容物能较容易地进入气管，并可能进入更深气道。

慢性气管炎不但慢性消耗防卫免疫，而且消耗肺功能储备、损坏肺结构，后期连累肺循环，使阻力增大，成为 COPD 的重要原因，同时也会导致右心后负荷增大乃至右心衰竭等的后果。

C. 急性肺炎

深部气道、肺泡至肺间质都算下呼吸道，下呼吸道感染统称肺炎。急性肺炎的致病微生物的来源有血源性，但主要还是呼吸道自身来源，或是急性上呼吸道炎症蔓延、胃内容物误吸，或本已寄生下呼吸道的病原体在机体免疫低下时暴发成病。

急性肺部感染的危险因素主要有：慢性气管炎，包括支气管哮喘、支气管扩张、COPD、限制性通气障碍等呼吸道基础病；误吸；肺间质病；嗜肺病毒传染病；机体防卫免疫低下和代谢性慢性消耗；意识水平低下、反应反射迟钝；肌少体弱，排痰能力低下。

以上危险因素多在老年人群中高发。

与消化道不同，呼吸道只有一个开口，且气道逐级分叉，越分越细，达20级以上，平滑肌分布较消化道少，分泌物和细菌毒素的引流排出远较消化道困难，呼吸道及肺泡总面积又极大（成人可能高达180 M^2），感染后的局部毒素吸收和全身回流毒素过滤能力降低的双重原因使全身症状更重。

急性肺炎直接引起肺机械力学和气体交换的改变，感染灶水肿、分泌物堆积，使气道狭窄不张，肺泡顺应性下降，吸入气在肺泡内分布异常；肺微循环淤血各肺单位血流分布改变，结果是多量肺单位内通气与血液灌流不相匹配以及气体交换障碍，尤其是"气少血多"的肺单位增多，肺内右向左分流增加，低氧血症突出（参考本书02呼吸功能）。

急性肺炎的诊断不困难，从呼吸道分泌物位置、性状、产量、排出难易程度、全身炎症反应强度和气体交换受损程度等，配合一般物理检查、医学影像和实验室检查，可对感染部位、严重程度和肺抗炎功能状态作出判断。可致肺炎的微生物有多种，病毒、细菌、真菌、立克氏体等都可能，通常是混合的，但以细菌尤其是革兰氏阴性菌为主。不同致病微生物肺炎的临床表现各有特点，临床医生根据自己的经验加以区分和预判，必要时也借助痰培养。结核菌虽是其中一种致病菌，急性粟粒性肺结核随人们健康水平进步已少见，但迁延的慢性感染依旧是人类健康的一项重大威胁。

急性肺炎难的是治疗，是多数老年人的直接死亡原因。治疗除选用适宜的抗生素和营养支持的常规措施外，重点和难点在于改善免疫和促进引流两项。影响免疫的手段现阶段不多，因而分泌物的充分引流成为决定预后的关键。医院中设立呼吸治疗专业队伍越来越显示出重要性，他们主要以物理手段并辅以气道内用药稀释痰液、减轻水肿和痉挛、促进咳嗽，打开气道改善引流，也对抗萎陷张开肺泡作气体交换的支持，有这样一支专业队伍可以很大程度上改善肺部感染的预后，已是现代大型医院的必备专业设置。

对急性肺炎预防是最重要的，但也最常被忽视。如能时时处处坚持不懈应该有好的效果，包括避免冷源反应、减少感冒、阻断嗜肺传染病、控制呼吸道基础病和老年人细嚼慢咽避免误吸等。

2. 自身免疫病

机体应对自身组织抗原性时具有免疫耐受不发生排斥，但这不绝对。在以下情况时可能发生自身攻击：①机体某部分由于物理、化学或生物的原因发生损伤但未完全坏死剥离、并具备再生能力，它们存留体内但抗原性发生了变化；②外来抗原与机体部分自身抗原结合形成新的抗原性，机体免疫不能识别，于是连同自身抗原一起排斥，如前文说的肝炎；③机体免疫活性在某些我们迄今尚不了解的情况下对某些自身抗原不再识别和耐受；④某些外来抗原与某些自身组织的抗原性相似，机体不能精准辨认，于是对自身组织也发起攻击。如机体对某些微生物（链球菌、某些病毒或肺炎球菌、葡萄球菌等）感染的应对中产生一些中间复合物，它们的抗原性与某些人的肾小球、心瓣膜、一些关节滑膜上结构的自身抗原性类似，免疫攻击外来抗原同时也对自身抗原攻击，成为急性肾小球肾炎、风湿性关节炎、风湿性肌炎、风湿热和风湿性心瓣膜病等的来源。

以上种种原因的机体对自身抗原不耐受，表现为又一种无菌性炎症。

风湿性关节炎或风湿性肌炎等是免疫来源，因为机体对体内肌肉关节应用频度不同，各局部的免疫活性有差异，因此受累关节或肌肉可能不固定，有游走特点，游走是风，水肿是湿，发热是炎症，中国人称之为风湿热。

自身免疫现象在人体内应该不少见，只是在强度不高时临床不表现，但超过某一个度就成为自身免疫病。

自身免疫病依据病损范围临床分两大类。

①器官特异性自身免疫病：病理损害和功能障碍仅限于抗体或致敏淋巴细胞所针对的某一器官。例如慢性淋巴细胞性甲状腺炎、甲状腺功能亢进、胰岛素依赖型糖尿病、重症肌无力、急性肾小球肾炎、风湿性瓣膜病、溃疡性结肠炎、克罗恩病、恶性贫血伴慢性萎缩性胃炎、肺出血肾炎综合征、原发性胆汁性肝硬化、多发性脑脊髓硬化症、急性特发性多神经炎和强直性脊柱炎，以及皮肤科的许多痼疾，如湿疹、痤疮、牛皮癣和脂溢性皮炎等。

②系统性自身免疫病：病损器官广泛，涉及全身多器官，过去称胶原病或结缔组织病，主要原因是抗原抗体复合物广泛沉积于血管壁。免疫损伤导致血管壁及间质的纤维素样坏死性炎症及随后产生的多器官胶原纤维增生。常见有系统性红斑狼疮、类风湿关节炎、系统性血管炎、硬皮病、天疱疮、皮肌炎、自身免疫性溶血性贫血、桥本氏病和原发性黏液性水肿等。

3. 过敏

又称变态反应（allergy），是机体的免疫防卫功能对某些外来抗原发生过于剧烈的异常免疫反应。过敏反应的发作多急促剧烈，多在接触抗原 1 ~ 10 分钟后即出现，但个别也有迟至数日后发生，为迟发型。

发生过敏反应的人是少数，过敏也有一定特异性或称选择性，它们为什么发生？虽发生机制类似，却为什么致病靶位又大相径庭？有的可能是能要人命的支气管哮喘或过敏性休克，有的只是瘙痒的荨麻疹。什么是过敏体质？有什么影响发生的因素？尚有许多问题等待回答，目前确认知道的是，过敏是机体免疫针对某些特殊抗原的一种特殊病态。

能对某些人致敏的抗原称过敏原，它们进入体内的途径可以是食入、吸入、甚至皮肤接触。过敏原种类多，可由多种日常物质引起，如某些动物蛋白（鸡蛋、羊肉、鸡、鱼、虾、蟹等）、异种血清（如破伤风抗毒素）、细菌、病毒、疫苗、寄生虫、皮草裘皮、宠物皮毛、空气中花粉尘螨等，还有药物、油漆、染料、化学品、塑料、化纤等。症状的出现或严重程度与过敏原数量关系不大。许多医院现在设置有独立的变态反应科，并发展了一些过敏原筛选技术，主要针对的是生物的和化学的过敏原，若能找到，则避免接触，确有帮助，但有些可能找不到。还有一部分人的过敏似乎与某些物理（如寒冷）刺激相关。

从理论上说，机体与过敏原以前应该有过初次接触，刺激了人体 B 细胞产生特异免疫球蛋白 E（IgE）并产生了记忆，它与一些免疫细胞（如肥大细胞、嗜碱性粒细胞）结合成为致敏细胞。其中尤其引起关注的是肥大细胞，它们主要分布在皮肤、黏膜和毛细血管周围。当人们一旦再次接触这种过敏原，则过敏原与致敏细胞上的抗体结合，错误地损伤细胞膜，细胞脱颗粒，并释放出颗粒内的组织胺、5-羟色胺和缓激肽等活性物质。组织胺是介导过敏反应的重要物质之一，广泛存在于全身的组织细胞（肥大细胞和嗜碱性细胞）中。从细胞中释放出的组织胺等活性物质再与各种靶细胞中的特异受体结合，产生系列病理反应。主要表现为平滑肌收缩、毛细血管通透性增加和黏膜腺体分泌增多。临床症状依致病靶位不同而多样，侵犯皮肤，则是皮肤红肿、荨麻疹、瘙痒、斑块，常称为皮疹、药疹、荨麻疹、神经过敏性水肿等；侵犯呼吸道，则有过敏性鼻炎、喉头水肿、支气管哮喘等；侵犯胃肠道，则是胃肠痉挛、腹泻、恶心、呕吐等；致病靶位在循环系统者，则因广泛小动脉同时失张、外周低阻，而出现血压骤降、心率加快，严重者休克，可致死亡。过敏性休克与其他种类休克在临床表现上的重要差异是发展极快，因而机体来不及代偿，早期就会出现意识障碍和心脏缺血，救治不及，后果严重。

4. 恶性肿瘤

肿瘤有良、恶性之分，差别在是否有基因突变。良性肿瘤的细胞内遗传物质没有变化，只是正常细胞过量增生后的堆积，外有包膜，生长也慢。恶性肿瘤基因有变，它们代谢旺盛、分裂活性高、增长迅速、外缺包膜，并容易脱落转移。因全身消耗和局部功能不可逆性障碍，已列临床主要死因的前三位。

生命过程中机体细胞每日每时不断更新，分裂过程中因衰老、损伤、遗传等因素的错误难免，基因突变异常复制率虽不高，却因基数大，理论上说每日仍有成千上万新生异常分裂和初始恶性肿瘤细胞发生。在一般情况下，由于恶性肿瘤细胞发生后细胞抗原性有变，正常的机体免疫应能在初始阶段就将它们识别和清除，但有时会出问题。在以下情况恶性肿瘤可能成为临床问题，一是细胞分裂方面，若基因突变分裂错误率太高，所谓癌基因与抑癌基因间的平衡向前者倾斜；二是机体免疫低下，包括免疫能力储备低下和免疫活性低下，免疫低下的原因常见是老龄和长期情绪低落；三是可能存在的肿瘤细胞抗原性隐瞒或有机体不当的免疫耐受。当以上因素同时出现时，恶性肿瘤可能性大增。

四、免疫力的综合临床评估

虽程度不同，免疫机制尤其是免疫活性的调节机制，可能比我们现在了解的要更多更深入地参与了临床许多疾病的过程。临床乃至个人常需要对个人的抵抗力作出评估，目前对免疫活性尚无确切的技术进行评估，能够评估的主要是免疫储备，而且需要结合临床。以下评估方法和内容可供参考。

临床评估是综合评估，目前仍是主要内容。

实验室评估的免疫储备，包括全部血细胞计数及分类计数和血小板计数；测定 IgG、IgM 和 IgA 浓度；抗体、补体测定；外周血淋巴细胞分析。

综合评估人体免疫功能，大致可分为以下五级。

A：正常。

B：精神差、易疲劳，易感冒，感冒症状重，带状疱疹，伤口愈合慢。

C：感染迁延，慢性发热，慢性疲劳综合征。

D：WBC 减少，肠源性感染，菌血症，持续一周以上的高热，恶性肿瘤。

E：对各种致病抗原没有反应。

08　应激反应和功能储备

人类生活在自然界，自然环境时时变动，适者生存；人类生活在社会中，社会环境复杂，适者生存；人体内部在不停变化，功能盛衰、疾病困扰，同样适者生存。人体的适应到底是怎样的？

各种变化要求机体调整自己，要调动自身的潜能，帮助度过危机，机体这种应对变化作出调整防卫和应激，调整适应的过程，就是防卫免疫反应和应激反应。适度的刺激和适度的免疫应激能提升人体对环境的适应能力，并增加潜能储备。但过强的刺激和（或）免疫应激则对机体有害。

防卫免疫是通过细胞和分子，应激则是通过神经内分泌，它们二者通常同时激发，前者通常有个过程，如预防接种，要几天才能激发，而应激则是即刻的快速反应。

对应激反应需要了解应激源、应激反应过程、储备和机体调动储备的机制等几个方面。

一、应激源

内外环境的变动要有一定强度才能促发应激，人体对内外环境的变动通常有个"容忍度"，在这个"度"以内，机体自动调节不表现，但过了"度"、或称阈值，机体就会有明显反应，而过了度的内外刺激才称应激源。

依据来源，应激源可分为三类。

自然应激源：如风寒暑湿燥热、创伤、感染、嘈杂环境、严重污染，它们引发的应激反应多见，严重的成为疾病，如感冒、新冠病毒感染、车祸。

社会应激源：社会矛盾、工作压力、人际关系、经济纠纷等引发喜怒忧思悲恐惊的心理应激，严重的也成为疾病。

机体自身内部功能障碍形成的应激源：如腹痛、呼吸困难、心慌、过度疲劳、慢性消耗等。

各种应激源常相混合，成为综合应激源。如肿瘤的发展，本属体内自身应激源，患者知情后忧思焦虑，住进医院紧张恐惧等，又增添了社会应激。

二、应激反应过程

不同应激源引发的应激反应总体是一种非特异表现，它的反应过程与防卫免疫激活调动的形态相同，也是一条先扬后抑的兴奋 – 抑制时相曲线。兴奋期以功能调动为特征，兴奋持续一段时间后转入衰落，各类功能转为低下，进入抑制恢复期，人显委顿。

兴奋期的机体反应有生理和心理两大类，它们在应激后同时发生。不同应激源的非特异反应也有一些差异，对自然应激源的应激反应更多是典型的生理反应，且常伴分解代谢增强。社会应激源引发的应激反应临床更突出的是心理反应，不大会有剧烈的代谢波动。

1. 生理反应

兴奋期中，心血管反应最明显，心率加快，心肌兴奋性和收缩性增高、容量血管收缩、回心血量增加，心输出量提高，血流加速，阻力血管收缩、血压上升；呼吸兴奋、氧摄入增加，氧输送量提高，组织细胞对氧的利用效率也提高；中枢神经元兴奋，反应灵敏；分解代谢增强、糖原异生、血糖升高；肌张力和收缩力增加；免疫蛋白增加并活性增强，外周血白细胞数增多、核左移，血小板数增多、黏附力增强、部分凝血因子浓度升高，表现出抗感染能力和凝血能力增强等。应激反应是系统性反应，兴奋中有抑制，为保障应激能力的集中使用，也有许多功能被抑制，重要的生命脏器如脑、心、骨骼肌等获得更多的血流和营养物，皮肤、肾脏、胃肠、肝脏等则血流减少，胃壁缺血是应激性溃疡的基础，胃肠的运动分泌消化暂时抑制、肾小球滤过减少，水钠排泄减少。视应激源强度，对生殖功能也有不利影响，妇女可能月经紊乱、妊娠期可能流产及哺乳期泌乳停止等。兴奋中有抑制的系统反应表现在神经系统则有点乱，在不同人群中表现可能不同，有的人可能"人来疯""超常发挥"，有的人可能"目瞪口呆"、手忙脚乱、动作变形、不知所措。虽表现不同，但都是生理反应兴奋期。

　　兴奋应付了紧急情况，但不能持久，通常也就几个小时，超高强度的兴奋可能更短，此后会消退转入抑制期，这是一个比兴奋期长的时间过程。这是机体的自我保护，所谓不会休息就不能很好工作。在抑制期中，机体对兴奋期中消耗的能量进行补充，此阶段机体也对新刺激提高了感受阈值。但实际生活中常有多种因素干扰，如果应激源长期化，或强度超过抑制期感受阈值的新刺激，而不得不再次进入应激兴奋期，使抑制期无法正常进行，消耗的能量也无法得到充分补充。若长期超负荷工作、劳累后得不到休息，或者生病后发生并发症，抑制期又要强制再兴奋，总是不能得到充分恢复，此后的兴奋也不再能高度动员，兴奋与抑制的正常规律被打破，那么影响是长远的。如失眠多梦、运动员容易受伤等，是常见的情况（图 8 - 1）。

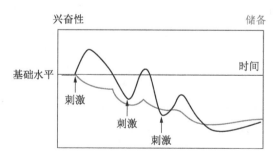

图 8 - 1　反复刺激下扭曲的应激反应（彩图见彩插 16）

2. 心理反应

应激兴奋期的心理反应表现为喜怒忧思悲恐惊情绪的快速形成并迅速播散，常被表达为"压力"和"紧张"。心理兴奋时，除有上述生理反应的表现外，还可能合并有躯体症状，如颤抖、胃肠活动异常、腹痛、尿频尿少等。兴奋期心理反应的强度个体差异也大，有的人泰山崩于前而不瞬、卒然临之而不惊，也有的人却经不得一点事，思路单调、动作僵硬；还有的人出了事，迟钝蒙圈、不知所措。有的人刺激后反应迅速，维持时间长，精神高度集中，调用功能的种类和强度适宜，运动员可能超常发挥，困难面前机变百出；也有的人兴奋性稍起即落，起得快，衰得也快。他们很快就变得"反应不过来"，搞不清到底发生了什么。表现在课堂上有的人如鱼得水，有的人云里雾里；表现在运动场上，有的人频打神仙球，有的人平时练了千遍，赛场上却打不着。这在运动员大赛前表现明显。心理素质的说法很好地描述了这种差异。

对个体兴奋性的评估目前多是经验性的综合判断，如对脑的兴奋性能力评估，可以观察持续思考的能力、注意力持久性等，但对心、肝、肾、胃肠消化吸收运动的兴奋能力的评估则比较困难。

心理应激也有兴奋期和抑制期，抑制期持续时间通常比生理应激后的更长（数周），表现为淡漠、迟钝、注意力不能集中等，多数人可以逐渐度过，但有些人会留下长期阴影，形成所谓精神损害。

三、应激反应机制

应激反应始于机体感受到应激源，各类感受器将异常刺激传递到脑中枢，外环境的刺激先到皮层，内环境刺激先到皮层下生命中枢。皮层对外环境应激源依据过往经验，对性质和强度作出评估后向三方面扩散，一是直接通过皮层内运动中枢与运动神经到躯体随意肌，使发生相应动作；二是皮层内扩散传递到其他部位形成思维、判断和记忆；三是传递到皮层下生命中枢，由此调动应激的生理反应。对来自内环境的应激源，冲动到达皮层下生命中枢后向两个方向扩散，一是直接向下反馈，产生对各种功能的调节；二是继续向上、向皮层扩散，皮层产生感知作综合判断，并形成情绪。

不论应激源来自外或内，皮层下的生命功能调节中枢是应激生理反应发生和控制的中心位置。皮层下生命中枢中应存在一个应激中枢，结构上它应是个复杂网络，向上与皮层各区域、向侧与邻近的皮层下职司各生命功能的不同区块有广泛联系，向下经神经－内分泌调控着机体各种器官组织功能。目前我们对应激中枢自身功能的了解尚不足，对它活性的强度和规律、影响因素、调控机制、与其他脑组织之间的联系方式等的知识掌握有限。

就现有知识，已知皮层下脑干中有一处蓝斑，它上行与大脑边缘系统有密切往返联系。应激反应下，蓝斑神经元兴奋性升高，向上投射的中枢效应是警觉，并产生紧张焦虑的情绪；向下下行至脊髓侧角，调节交感－肾上腺髓质系统的兴奋性，外周效应是血浆肾上腺素、去甲肾上腺素浓度的快速提升，各种相关激素分泌增加，引起系列心血管反应。

另外，皮层下下丘脑中部的室旁核据研究是又一处应激反应相关的神经元团，它上行与杏仁复合体、海马结构等有广泛联系，室旁核神经元兴奋，使分泌和释放促肾上腺皮质激素释放激素（corticotropin releasing hormone，CRH），它促进腺垂体合成与释放促肾上腺皮质激素（Adreno-corticotropic hormone，ACTH），或者还有其他的激素，它们共同造成下丘脑 – 垂体 – 肾上腺轴（hypothalamic-pituitary-adrenal axis，HPA）的兴奋。CRH 和 ACTH 等入血下行作用于肾上腺皮质，促进糖皮质激素（glucocorticoids，GC）分泌增加。GC 促糖原异生，对胰高血糖素、儿茶酚胺等的脂肪动员有促进，肾上腺皮质激素还协助提高心血管对儿茶酚胺的敏感性，并有稳定溶酶体膜等的作用。

目前对应激反应的了解集中在脑内生命中枢 – 肾上腺皮质和髓质，以及交感神经系统，认为它们是应激反应的执行机制，但真实情况可能要复杂得多，应该是一个系列的植物神经 – 内分泌平衡的移动。如还有抗利尿激素的升高、促性腺激素释放激素降低、胰岛素减少和胰高血糖素分泌增加、甲状腺素 T3 和 T4 降低等；从蛋白代谢看，还有热休克蛋白（heat shock protein，HSP）和急性期蛋白（acute phase protein，APP）增加等，它们以及可能还有许多其他物质，也都以自己的方式参与着应激反应。

以上描述还是集中在应激反应的起始段兴奋期的部分情况，

随后过程更加复杂，包括强度持续的个体特点、兴奋－抑制交替的时机控制、兴奋期机体各部分能量保留的最低值确定和抑制期恢复特点等。

四、应激抑制期的修复

1. 储备

应激兴奋的代价是消耗机体的功能储备，储备是物质和能量。年龄、性别、既往训练、营养、种族、遗传、慢性消耗性疾病、习惯等，都对功能储备有较大的影响。临床和生活中可作测量的储备大约有两种，一是评估运动耐量，如对骨骼肌能力储备的测量可通过测定肌量、握力、爆发力、耐久力等了解，也可以通过引体向上、俯卧撑、仰卧起坐、跳绳、爬楼等得到一个大致判断，还有对代谢的耐饥饿能力、运动后疲劳恢复能力等也可有大致观察。二是对"免疫力"的评估，可用白细胞、淋巴细胞计数、免疫蛋白定量等实验室指标作为依据，但对许多其他储备的定量评估则比较困难。

传统中医药十分重视机体的功能储备，他们将之称为"血"或"阴液"，血虚、阴虚描述机体储备不足，却又有频繁的兴奋期功能调动，称这样的储备与消耗不平衡的状态为"阴不制阳"，储备不足以支持功能的亢奋被称为虚火，虚火生内热。中医理论中有心阴虚、肺阴虚、脾阴虚、肝阴虚等的描述，告诉我们人体每种生命功能都有储备问题，为我们展现了储备不足的多样画面。

相对于"阴"的储备，中医的"阳气"是对机体功能活跃度、即活力的描述，阳虚是组织器官的功能低下。阴阳两虚、气血不足，是组织细胞功能和兴奋性低下又兼功能储备不足的状态，临床表现是疲劳、无力、抵抗力下降、劳累后不易恢复的"亚健康"状态，而气血充足、功能旺健是人体健康的标准。

2. 储备的消耗与补充

功能储备在应激兴奋期被调动和消耗，在抑制期修复和补充。储备的存在目的就是为了应急消耗，但消耗与补充间失去平衡将导致疾病。减少不必要的消耗和及时弥补亏损是每个人都需要的健康关键。

"趋利避害"、避免不必要的强刺激，预防和减少发生连续应激的概率，增强修养、降低心理应激的强度（stress management），尽量降低兴奋期兴奋的强度和持续时间，可减少对储备的消耗。日常生活中应有意识地避免"压力山大"的快节奏，不熬夜、不追求反季节的过凉过热等恶性不良应激，勿滥用储备使过度消耗，勿使过度消耗而补充不及。

对运动员的大运动量训练虽可能有对高负荷的暂时性适应，而短时间有利于提高成绩，但总体来说不利长远，所以大运动量要注意适度，而且要因人而异。大运动量期间容易失去平衡而受伤，包括重要器官功能储备消耗过度的失平衡和不同肌群间肌力失平衡，大运动量之后若调整不当更会成病。应提倡科学训练，教练员要试着找到各个运动员的极限，然后以略低于极限的量为宜，还要把握适宜的时间长度，避免盲目提倡苦练。要十分重视训练后的调整，它与训练同样重要，若缺乏随后的充分放松和储备补充，训练将是恶性应激源。

什么是运动过量，有人总结以下几条标准：①运动中越来越不能精神集中；②运动后有胸闷气短、头晕目眩的主要器官供血不足表现；③第二天极度疲劳；④持续数日精神不振；⑤食欲不佳、持续口渴恶心、消化不良、胃肠蠕动乏力；⑥持续虚汗；⑦睡眠质量下降；⑧心情沮丧；⑨女性月经紊乱；⑩肌肉酸痛持续不缓解等。都显示多种储备过度消耗、消耗后补充迟缓，以及内分泌失调和功能低下。

基于对应激后储备消耗－补充的认识，临床启示是，疾病的预防和早期治疗比后期的全力救治，成本更加低且有效。

应激恢复期同样表现出个体差异，同样兴奋和负荷对不同的人因耐受性不同，有的人睡一觉就恢复了，有的人却很难恢复；有的人恢复后精神百倍，也有的人经同样打击后却一蹶不振。

人群间的这种应激差异有先天因素、有后天因素，也与年龄等其他因素相关（图8－2）。

人体的应激能力和功能储备在青壮年时期最高，随着年龄的增加逐渐减少。

人体应激和储备的能力与既往体验也密切关联，有时甚至是决定性的，先天的脾性和素质也扮演着一定角色。依据不同的应激，两者相对重要性可能不同。

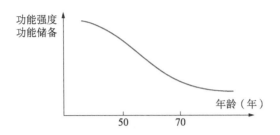

图 8 - 2　机体功能与储备的衰老曲线示意图（彩图见彩插 17）

　　怎样提高机体的功能储备？休息、营养、运动和阳光，这四者是增进储备的促进剂。休息是为了应激后储备消耗及时补充不欠账；适度体育运动作为一种良性应激，有利于促进在恢复期的储备增加，兴趣盎然、力所能及的体育运动能在愉悦中帮助建立储备消耗 - 补充的良性机制，每次补充都能略多一点，持之以恒的锻炼，会使这个过程不断重复并被固化。

五、应激疾病

　　过度应激会导致疾病，所有疾病也都不可避免地会引发新的应激。

1. 中医伤寒

　　中医伤寒其字面意思是一种机体对环境冷刺激应激不良的后果。剧烈的环境温度变化会引发人体应激，兴奋期各种生理功能被调动，发挥分解代谢优势以增加产热，皮肤血管收缩以减少散热，以帮助机体度过寒冷，但兴奋中消耗了储备。平时寄生于上呼吸道的微生物乘防卫免疫活性在兴奋后抑制的时机，成为第二次应激的来源。两次应激相结合若超过了机体调节能力，则疾病开始。因起源于冷刺激，中医命名为"伤寒"。西医强调伤寒之后并发的上呼吸道卡他症状为"上呼吸道感染"，老百姓俗称感冒。实际上西医也认为感冒与冷刺激有关，所以英文感冒说 cold，普通感冒称 common cold。西医词典中的伤寒特指副伤寒杆菌的感染，是以消化道症状为主的肠道传染病，与中医伤寒是完全不同的两回事。

中医伤寒也不只是伤于寒，而且还伤于环境应激源的"风"，中国人说感冒更多还是说伤风，风带来寒意，冷天冷在风里，风带走热，风与寒关联。尤其是夏天，出点汗，风一吹，凉爽了，但伤风了，群众称热伤风，还是因为"寒"。伤寒伤风四季都有，多发于季节变换时，尤其是冬季，另外时冷时热，反时令的人工环境，如冬季过热、夏季过凉，还有出汗不及时擦干和更换衣服，反而用吹干或阴干等的不当措施时也易发生。

伤寒之后易"上感"，上呼吸道感染其实是伤寒的并发症，再后的发展因人而异，与各人应激反应特点和各生命脏器基础储备状态相关。多数人休息几天就恢复了，但也有人有并发症。西医诊断为气管炎、肺炎等，中医则有更多的总结和论述。

中国古代名医张仲景对此类伤寒后应激反应及随后的演变进行了长期观察和总结，根据临床症状由浅入深、由表及里地将之区分为六种类型，并分别命名为太阳病、阳明病、少阳病的三阳病，和太阴病、少阴病、厥阴病的三阴病。三阳病以发热为突出临床特征，应激的兴奋仍在不断表现；三阴病不再明显发热，已经是抑制期紊乱为主的阶段。三阳三阴的辨证是伤寒应激后中国先人结合应激和基础病的个体差异后描述的六种演进症候群。张仲景们不仅作了分类诊断，而且分别提出了诸多经千年验证确实行之有效的治疗方案，是今日世界医学的宝贵财富。

太阳病：伤寒早期症候群，中医表述为脉浮，头项强痛，体痛，恶寒，属发热表证。明显是伤寒和上呼吸道感染应激反应的兴奋期，骨骼肌和体表血管张力增高，体表血流减少而恶寒，循环系统外周阻力和心输出量都有升高，因此血压比平时高，头项强痛。分解代谢增强，体温升高。主要症状集中在一般炎症反应（SIRS），内脏症状不多，中医称表证。说是表证，内脏还是有变化的，主要是血流的重新分布，内脏轻度缺血淤血，所以食欲减退，老年人前列腺肥大排尿困难可能加重等。只要人们的基础储备还好，外环境变动的冷源强度也不高、持续时间也短，一旦发生后又能及时休息保养，多数人应对这样的太阳病应该问题不大。

阳明病：中医表述为热不解、便秘、口渴、舌红赤、苔厚、脉洪。这是由于某种原因患者依然高分解代谢，热不解，循环依旧兴奋、脉洪大，依然是兴奋期为主的表现，有些部位已转入抑制，体表血管经一段时间兴奋收缩后舒张，因此不再恶寒怕冷，消化道缺血淤血开始出现后果、胃肠屏障减退、毒素吸收，可能有血液浓缩（津液不足），这种状态中医称内热，并将这一症候群称为伤寒"阳明病"。

少阳病：仍旧发热，但热型是寒热往来，脉弦，临床口苦、咽干、目眩，多伴胁肋胀满和干呕。这种状态依然是高分解代谢的发热，循环也仍亢奋，但已显衰势，所以脉弦、寒热往来。临床突出的不再是消化道淤血，而是肝脏淤血肿大和肝功能减退，中医将伤寒后的这个症候群称为"少阳病"。阳明病和少阳病也常被人们俗称为感冒入里。

伤寒应激之后，机体各自的调节、储备和反应能力决定了应激反应的强弱和演变，能力强的个体在伤寒过程中总体呈现兴奋调动为主的表现，中医以是否发热（阳征）为主要指标，又因个体差异成为三阳病的临床症候群。若伤寒刺激迁延，或机体自身基础不足、调节和兴奋能力弱，则患者临床表现将是以抑制为主的，就是中医伤寒的三阴病。

太阴病：中医的主要症状描述是腹满时痛、食不下、不渴而吐、下利，病因病机是脾虚不运、寒湿内停。症状集中在胃肠，胃肠运动紊乱，腹胀满、食不下、消化低下，有时会恶心，甚至呕吐、腹泻等。西医分析，脉弱示大血管内循环动力不足，舌淡示组织微循环缺血，腹自痛源自肠道缺血性痉挛，因此太阴病应是伤寒应激抑制期以胃肠道供血不足和胃肠功能低下为主要病理改变的症候群。

少阴病：中医的描述是脉微细，但欲寐，这个阶段已不再给人亢奋的印象。机体有较广泛的多种功能储备消耗但未得补充修复，神经中枢抑制所以但欲寐，循环乏力故脉微细。其他较广泛组织也是兴奋已过、储备消耗的状态。这种情况是一种综合征，可以是病程未愈的继续消耗中，也可能是恢复向好储备补充的过程中，根据临床过程可判断它们的演变方向。

厥阴病：中医描述为烦渴、气上撞心、心中疼热，胃肠饥而不欲食，食则吐、每每欲泻又每次不多等。症状涉及呼吸、循环、胃肠、体液等多种重要生命功能，体液消耗而烦渴，胃肠饥而不欲食，食则吐，每每欲腹泻又每次不多，胸肺张弛紊乱而气上撞心，循环血热的心中疼热。症状中既有兴奋调动，也有储备消耗补充不足的表现，兴奋与抑制处在紊乱之中，这是中医伤寒总结的又一临床症候群。

三阴病的共性是代谢降低，不再发热或仅偶有低热，低代谢是伤寒应激转入抑制期的标志。临床表现则因个体差异而可归纳为以上常见三类。

自然环境应激源除寒热的温度剧变外，尚有暑湿燥热、外伤、感染等多种，这些应激源也都会造成机体的应激反应，它们与"伤寒"各有特点，但都有应激反应的机制参与其中，与伤寒的转归演进可相类比。中医六经传变理论是现代医学应激学说的实例之一。

2. 应激性心脑血管病

应激反应引发高血压，如常见的"白大衣高血压""驾驶员高血压""战斗高血压"等，它们的实质都是应激兴奋性高血压，病理生理基础是脑皮层下生命中枢张力提高。应激过后张力减退，血压应能平复，如不能平复则可能发展为原发性高血压。若应激源强烈且又合并心脑血管病基础，则应激兴奋期可以引发急性心肌缺血、高血压危象、心律失常等心脑血管事件。追踪心脑血管病的急性事件常可发现心理应激是一个常见的"扳机"。

应激性心脑血管病通常发生在社会源性应激反应兴奋期，心理应激即刻反应的生理反应可能来得比自然环境应激源所引发的生理反应更加迅猛和强烈，但持续时间比自然应激源的生理反应要短，常只以小时为单位。

心理应激的即刻生理反应除血压波动外，呼吸激动和过度通气的呼吸性碱中毒也不少见。

3. 应激障碍症

前文提及应激的复杂性，兴奋期中有抑制，抑制期中也有兴奋，兴奋和抑制总是同时存在的，只是哪一方占优势。中国古代太极图形象地表明了两者的哲学关系，阴中有阳，阳中有阴（图8-3），正常情况下主次分明，相得益彰。但若某些个体的主次平衡关系失调，在兴奋期中抑制过度表达，那将成为急性应激反应障碍；而在抑制修复期中兴奋过度表达，将是创伤后应激障碍等的临床表现。

兴奋-抑制失当的情况在社会应激源引发的应激反应中更多出现，是临床较为常见的来自应激反应异常的一类疾病。

急性应激障碍：是部分人在应激事件发生后早期出现的精神、意识、行为、情绪改变。

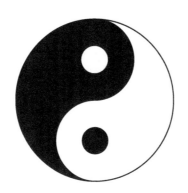

图 8-3　太极图

意识改变出现最早，主要表现为茫然、定向定位感知障碍，精神改变表现有错乱和分裂，本应兴奋以提高功能对应刺激，但兴奋不能或兴奋错乱，这种情况会持续几个小时，甚至几天。

行为改变主要表现可以是行为明显减少，生活因不能自理而陷入混乱；也可能表现为行为增多、动作杂乱而带有盲目性，甚至冲动毁物。

情绪改变主要表现为恐慌、麻木、愤怒、恐惧、悲伤、绝望、内疚等，这些情绪的表达通常强烈，可能出现过激行为。

还可能伴有躯体症状，表现为心慌、气短、胸闷、消化道不适、头晕、头痛、入睡困难、噩梦等。

创伤后应激障碍：应激的抑制恢复期依旧残存恶性兴奋，表现在中枢神经系统，早期兴奋的创伤不能修复、损耗不能补充，创伤后应激障碍持续的时间较长，往往持续一个月以上，甚至数年。表现为难以控制地重新体验创伤性事件发生时的各种场景以及当时的情绪；回避或不愿意提及创伤性事件，不愿提及更不愿看到事件发生的场所，甚至不愿去与事发场所相类似的地方。性格改变，与前迥然不同，情感麻木，回避与创伤有关的刺激，这是一种心理学意义上的情感隔离。一些美国兵从战场回去后就罹患这类心理创伤，患病率有 7% ~ 12% 。长期处于这种状态对健康不利，悲伤、内疚等负性的情感长时间没有适当发泄渠道，往往会引起更多的症状，美国兵的这种创伤后应激障碍已成为美国社会特有的健康问题之一。

适应障碍：是一种对社会应激源应对不良的心理障碍，在人群中不少见，临床表现也是兴奋 - 抑制的紊乱，应该出现的兴奋和活性提高强度不够，到抑制修复期，本应消退的兴奋又未能撤去，成为恶性延续而进入抑制期。这样的患者常常个性内向，发端于对环境改变、职务变迁、工资分房或生活中其他不愉快事件的不适应，伴随有一些情绪反应及生理功能障碍。主要是反应迟钝、行为减少，或不能控制的多语、自言自语，生活混乱、行为障碍、社会退缩等，也可能表现为抑郁或烦躁，麻木或无所适从等，情绪多恐慌、悲伤、内疚、愤怒、忧郁等不能自拔，学习、工作、生活及交际能力减退。

心理 - 躯体疾病：这是一类社会心理源性应激的迟发反应，也被称作神经官能症和精神衰弱。心理 - 躯体疾病的症状多样，有的可能以躯体症状为主，可能以前有严重心理应激时正好合并某种躯体症状，两者结合可能成为迁延不愈的痼疾，之后一旦有类似心理活动就会引发相应的躯体症状，如梅核气。还有的可能以心理症状为主，某种心理刺激发生后当时消退，但未消失，作为一种强记忆隐性存在，一旦触发即产生情绪或行为的过分表达，如洁癖、洗手病、厌食等。

应激性溃疡：是一种急性强应激后的胃壁糜烂、溃疡、出血的急性胃黏膜病变，它是应激兴奋期内脏缺血的突出表现。胃黏膜缺血后，黏膜和黏膜下血管壁原有的耐胃酸能力减退，因而糜烂出血。休克、重症感染、颅脑外伤等强应激源作用下均可发生，是一种重症应激反应的非特异后果。

4. 其他应激相关疾病

免疫反应常与应激反应同时发生，应激使免疫活性波动，异常的应激反应也诱导免疫活性的异常波动，因此可能成为免疫相关疾病的发端，可能是免疫活性局部增强的自身免疫病，也可能是免疫活性低减的肿瘤。

慢性应激发生于儿童，可致心理社会性的心因性侏儒等。

09 中枢调节功能

从亿万年前的单细胞生物到今天的人类，进化过程不断分化分工，分工就需要整合。在人体这个极为复杂的巨系统中，必须有一个也极为复杂的中枢系统，除了应对外环境的变化，还要将体内各分系统联系在一起。

一、调节中枢的特点

人体功能由众多高度分化的众多局部组成，各自执行功能，它们有自己相对独立的运行规律，又与其他部分相互依存、互相支持和互相影响。对整体而言，调节中枢也是一个局部，它的功能是协调人体与环境、协调体内各局部使之成为一整体，在代谢、结构、运行上有自己独特的规律和方式，同时，作为机体整体的一部分，它又具有人体细胞和系统运行的共性。

人体调节中枢为脑–神经–内分泌系统，与其他组织器官一样，它们有兴奋性、自律性、关联性等的共性。

1. 中枢兴奋性

所有生命细胞都有兴奋性或称活性，这是细胞生存的基本属性。作为矛盾统一体，兴奋性的对面是惰性，兴奋性与惰性同时存在，互相制约，兴奋性是活体基本属性，惰性使之不致失控，而且惰性期间也使细胞功能储备得以恢复和补充，这两者间交互领先，处于动态平衡。与其他组织细胞相比，位于中枢的神经元与内分泌细胞的这个平衡表现尤其突出。神经元细胞兴奋性决定了神经反应的强度和传递速率，它的惰性或称抑制则是休息，对兴奋所消耗的能量和其他物质储备进行修复补充，为再兴奋提供条件；内分泌细胞的兴奋性决定着系统发育的进程和代谢的强度，它的惰性则调节着生命的节奏，过度亢奋和过度抑制都会成为病态。

在兴奋性和惰性讨论中还有一个概念是反应性。兴奋性和惰性在日常生活中交替领先的变动时，变动的速率因人因时而异，这在人的性格形成、疾病的发生，尤其是应激和防卫免疫反应演进的过程中都有重大意义，这种变动速率是反应性。

2. 中枢自律性

兴奋与抑制的两相交替优势有自己的规律，疲劳积累到一定时候会自动转入抑制和休息，这是自律。不同于其他局部生命细胞的自律性，调控中枢神经元和内分泌细胞的自律性因其位处中枢，临床表现更加鲜明。不仅是疲劳与休息，而且与环境等多种因素相关，日出而作、日落而息，光线的强弱也会诱导自律，即所谓生理钟。熊和蛇到冬天要冬眠，春天发情，人类身体功能也有类似季节性的变化，春天犯困，有的皮肤病到换季时候容易犯。中医对养生更是有春生夏长秋收冬藏的说法。年龄对生理功能的影响也是一种自律，从婴幼儿到老年，人体的各个部分各种功能都有着自动发生的明显改变，所有这些规律性变化都来自中枢的自律性，自律性既有短时相的兴奋性 – 惰性的自律，也有涉及中枢细胞自身代谢和结构的固有自律改变。

3. 关联性

中枢调节与所调节的全身各种功能间存在广泛和复杂的关联，中枢调节全身，全身也反向调节中枢，相互间既有负反馈，也有正反馈，"相生相克"，负反馈是相克，正反馈是相生。关联性的物质基础是：①神经元细胞的结构和相互连接方式，冲动的传递既有沿神经元细胞树突的弥散，也有沿轴突的定向传递；②中枢神经系统内广泛存在的多种局部激素，它们之间存在复杂的平衡关系；③植物神经为功能协同又相拮抗，本质是偶联关系的交感、副交感两系；④作为在功能调节中发挥重要作用的系统内分泌相互关联，存在协同又平衡的相生相克关系；⑤植物神经和内分泌的两大途径对效应器官的调控相关联，两者既分工又关联。

4. 界面与均衡

巨系统内众多子系统相互独立和区别，各子系统之间、子系统与调控中枢之间、调控中枢对外环境的皮层与应对内环境的皮层下之间等等就产生了"界面"，由于巨系统的复杂性，决定了界面的复杂性，人体内的界面是多层次、多种类的，界面上的基本形态是各界面参与者功能之间的平衡。

5. 记忆

是神经细胞的一种特殊功能，来自内或外环境传递过的冲动都会留下痕迹，这成为记忆的基础，重复认知能加深记忆。记忆是快速反应的基础，它不仅存在于大脑皮层对外环境的认知，也存在于皮层下生命中枢对内环境的感知过程中，相较于皮层，皮层下神经元的记忆常被忽略，其实它们存在，表现为对内环境功能的惯性调节，也是许多疾病如神经官能症和社会－心理疾病的基础。不同个体对内外环境认知的灵敏程度以及建立起记忆的稳固程度有个体差异，所谓聪明与愚笨是皮层功能这种差异的社会学表现。

许多因素会对脑中枢的调节功能发生影响，影响它们兴奋性效率和强度，也影响它们抑制修复的强度和效率，这些因素包括年龄、遗传、体内各子系统功能的完好性，如循环灌注、代谢、内环境稳定性等，也包括神经元、内分泌细胞自身的代谢和结构完好。

脑从解剖上可以分为皮层颞叶、顶叶、枕叶、额叶，小脑、脑桥、丘脑、脑干等，每个叶还分了区，各沟回也都有名称，但从功能上却只需将它们分为两部分，一部分是对外，一部分对内。对外的部分是对自然、社会等外环境进行应答的中枢，这部分功能个体可以自控，是可感知有意识的，即随意的；而对内的部分协调机体内部环境，接受体内复杂多样的感受器信息，非随意地按中枢自己的规律作出反应，控制着人体各种功能。对内对外两部分在功能上相互关联，帮助人体调动内外而适应生存。

二、外环境应答－大脑皮层功能区

对外应答的中枢位于大脑皮层，从进化角度，这里是所有器官组织中最晚发生和分化的部分，它的发生标志着脊椎动物进化到了一个划时代的新阶段。动物大脑皮层的主要功能也是对外环境变动的认知，也有思维、判断和记忆，但相比于人类，它们的这些功能要原始很多，人类在这方面的能力是在进化过程中逐渐完善和不断进步的，今天人类大脑皮层的复杂和高效是所有其他动物无法企及的。

应答外环境的过程首先是躯体、眼、耳、鼻、舌、身感受的环境信息经传入神经和脑干向大脑皮层感觉区传递，引起该区域神经元细胞的兴奋，兴奋的信息以电化学形式经神经元细胞的树突、轴突在神经元间交流，同时引起神经元周边局部激素浓度的变化和激素间平衡的移动。众多神经元交错综合后将反应性冲动向两个方向传递，一是传递到皮层运动区，再经脑干和传出神经传递到效应器官和随意肌，主要是随意肌，作出适应性调整；二是将冲动播散到皮层广泛区域，尤其是边缘系统，形成情绪，再向皮层下生命中枢扩散，再经植物神经－内分泌调整全身器官的功能，以适应外环境的变化，例如发生二便失禁、以及应激和防卫免疫反应等。神经元、传入传出的神经纤维加上效应器官连接在一起成为反射弧。上自皮层神经元，下到效应器官的逐级信号传递，每一级传递都有自己的电化学特性，也有自己的活性特点和自律性。在没有高一级信号传递和控制时，各级节点也有一定的自主调控能力，但能力较弱、维持时间短，而且精准性差，临床见到的去大脑强直、先硬瘫后软瘫的瘫痪过程就是这种能力的体现。老年和脑卒中脑软化后的失忆、脊髓损伤后的失能、外周神经损伤后的局部传导和运动障碍等都是在各自节点上阻断了感受器－脑神经元－效应器官间应答的反射弧。

皮层神经元的生命活动有兴奋性和惰性，两者的平衡关系是脑内的物质基础即多种局部激素之间的平衡和平衡移动。一般说来，日间清醒时兴奋性较高，睡眠时较低，但这并不意味清醒即兴奋，睡眠即抑制，清醒时皮层神经元兴奋强度未必都高，兴奋中有抑制；夜间睡眠中强度也未必都低，抑制中有兴奋。夜间某些局灶的兴奋性还可能高亢，这是成梦的基础。梦境通常是失去全局感知也就是整体抑制，但某个局部继续兴奋，是在失去均衡性的情况下对既往认知的片段连接，思维常变得无限制。无限制又失均衡的兴奋常使梦境荒诞不经，但偶尔也可能因脱离了固有思维而灵光一现。

大脑皮层功能的强弱可按以下五级区分。

A：正常：意识清醒，应答正常，思维活跃，乐观向上，兴奋/抑制节奏和程度正常，专注力可维持 1 小时以上。

B：精神不易集中、专注力降低、仅能维持半个小时左右，自信心降低，感情脆弱、心理承受力和应激能力降低，对环境和工作提不起兴趣。逻辑判断和计算能力下降。近期记忆减退。睡眠障碍（入睡难、早醒、深睡眠量减少），白天犯困。

C：近期记忆严重衰退，淡漠，烦躁、焦虑，抑郁倾向或性格改变，行为乖张、无名火起，但生活可以自理，一般人间关系尚可维持。

D：严重抑郁，嗜睡，反应和反射（吞咽、咳嗽、深浅反射）迟钝，轻中度认知障碍，或阵发精神障碍。

E：重度认知障碍、精神分裂，甚或昏迷，临床格拉斯哥昏迷评分法评分低于 8 分。

三、内环境调节 – 皮层下功能区的生命调节

应对外环境挑战由大脑皮层执行，应对内环境身体众多复杂生理功能则由生命调控中枢管控。这个生命中枢在进化的系统发生中比皮层早，位于皮层下，上接皮层，下控周身生命脏器，既是中枢又是上下衔接的枢纽，上受皮层的影响，下接内脏功能的反调节。

由于生命功能的复杂性，它因分控全身不同功能也分有不同区块，比较知名的有呼吸中枢、血管运动中枢、胃肠运动中枢、体温中枢、垂体下丘脑的内分泌中心、应激中枢和生物钟等等。各区块间既相互独立又相互联系，生命调节中枢将各种生命功能

协调平衡成为一个整体。

1. 皮层下生命中枢与大脑皮层间的双向反馈

皮层应答外环境、大脑皮层神经元细胞兴奋播散，形成喜怒忧思悲恐惊的心理情绪，情绪沿边缘系统等扩散到皮层其它部位并自上而下投射到皮层下，其产生的作用可以是良性的，类似"顺毛捋"这样的外环境刺激对生命中枢产生舒缓放松作用，但更多的可能是恶性不良反应并形成压力。生命中枢将皮层投射下来的情绪经植物神经和内分泌激素途径，再向下传递到躯体生命功能，这是外源性应激生理反应的形成过程。持续而反复的情感波动会对躯体各种生命功能，如循环、呼吸、免疫、消化、排泄等产生伤害，伤害的程度可能不同，但生活中并不罕见。

皮层下对皮层功能由下而上调节同样存在，最典型例子是昼夜交替的控制，控制生物钟的部位应该位于皮层下生命中枢，正是它反向控制着皮层神经元细胞兴奋性与惰性的平衡。

皮层情绪与生命中枢某些区块有时可以发生某种固定关联，如焦虑情绪与呼吸中枢关联，临床成为过度通气综合征；心理压力与皮层下免疫调节中枢关联，成为慢性疲劳综合征等。它们常被称为心理疾病，实质是心理情绪在皮层下生命调节中枢某些区域播散并进而记忆关联所引发的相应症状。

调整好皮层压力从而减轻对生命中枢的负面影响，是对每个人的挑战，面对人人无法避免的压力和不良情绪，皮层和皮层下具备一定自稳调节能力，如哭泣、嚎叫、停止思考、转移兴奋等，由此到达兴奋与惰性之间的新平衡。

在自稳机制下，时间可以修复压力形成的皮层和皮层下失衡，睡眠也有这样的作用。另外，自我修养可以加速修复过程，人们对情绪可以选择乐观或悲观、理性与任性的不同态度，乐观和理性可以能动地促进释压过程的加速进行，产生远比悲观和任性好的结果。平时加强个人修养，学一些压力管理（stress management）知识，不让悲观和低落的所谓"负能量"情绪维持一天以上，这样做有助于纾解社会 – 心理 – 生物躯体的许多疾病。

以"静、松"为特征的一些自我修炼方法有助于排除或减轻皮层对皮层下的干扰，"静"指心无杂念，是自主地控制思维，"什么也不想"；"松"是全身心放松，是主动让全身随意肌肉完全放松。这样做安抚了情绪，减轻了心理应激，使皮层张力降下来，让生命中枢得到休整，为体内各种生命功能脱去束缚和干扰，使能按照自身规律有效进行。

中外前人推行的气功、瑜伽、禅定、站桩、打坐、冥想（meditation）、太极拳等所谓修身养性的措施，是主动解离皮层功能对生命调节中枢负面投射的有效手段。这些做法的核心内容就是静和松。这种自主调节不是睡眠，睡眠时皮层思维可能并不静息，皮层中枢仍可能有较高张力，对内脏生命功能仍有干扰，因此睡眠不能替代这样的练习。练习中呼吸控制是常用的辅助手段，必要时也可辅助镇静安神类的药物。气功、瑜伽这样的原理可推广到临床，如在管理应激性高血压中辅以一些镇静剂和气功之类的练习，可能对控制高血压发展有帮助。这种气功式的解离在生命的各个阶段应该都有帮助，但若能从青春期开始则最好，中老年后脏器功能自身平衡可能已不是原来的最佳状态，各种功能间的平衡或已错乱重建，气功、冥想、坐禅虽可能帮助中老年人减少新的扰乱，但能恢复到的已不是当初的最佳状态。

2. 生命中枢与体内脏器间的双向反馈

生命中枢向下调控脏器功能，脏器功能也不断向生命中枢传递冲动，双向反馈互相调节着兴奋性和惰性的平衡。向下调节周身脏器功能，如感知和保障组织的灌注、调整血管壁张力、胃肠平滑肌张力和对蠕动节律的调控、对内环境各种理化生物状态的感知和调整、对炎症的感知和对免疫反应性的调节等等。皮层下生命中枢向下的调控由植物神经和系统内分泌共同实现，神经调节的特点是即刻快速但持续时间短，内分泌调节则发生缓慢但作用持久。

神经调节有皮层下和脊髓的两级结构神经元细胞，外周植物神经分交感、副交感两部分，各有传入和传出的途径，各自传递着兴奋和抑制的神经冲动，传入冲动来自全身组织器官中的内感受器，传出冲动去向体内相应靶器官，调整着各器官组织细胞的兴奋性和惰性，从而控制胃肠平滑肌蠕动、各处括约肌舒缩、心脏起搏点、传导束及心肌的兴奋性，保障组织灌注的效果，感受和调整支气管和肺小动脉平滑肌张力，使肺内各部的通气灌流比相匹配等。值得提及的还有植物神经可能对腺细胞分泌的控制，腺细胞是人体内分布极为广泛、功能极为丰富的一大类分泌细胞，它们的分泌物参与系统和局部内分泌、消化、免疫防卫等各种功能，是生命中枢通过植物神经实现的功能延伸。

血压或可作为为生命中枢应激区兴奋性（或称张力）的一个可测量指标。在皮层、皮层下整体兴奋性提高的影响下，作为局部的应激区块张力提高，张力由植物神经和内分泌应激的相关部分、主要是交感－肾上腺轴系向下传递，重新调整循环诸要素，产生应激性高血压。应激中枢张力若不久后舒解，则血压在波动后回复，但若应激区张力持续，则循环要素的移动或将固定下来，高血压成为新常态。这个新常态又向生命中枢反馈，使垂体－交感轴系及其他相关中枢区块持续地兴奋性提高，使得高血压状态在生命中枢得到确认。以后，即使中枢张力消退，循环要素间平衡也回不到过去，原来的应激性高血压演变成循环诸因素病态平衡的高血压病，即所谓原发性高血压。

类似的生命中枢对内脏亢奋的异常调节还有肠易激的例子，起始时可能只是肠道某局部与中枢调控中心的一过性交互兴奋性升高，出现类似应激性高血压的应激性肠激惹，若中枢兴奋性持续升高而惰性未能相应加强，即使随后肠道局部刺激消失，肠激惹状态也不能停止，一时的肠激惹成为了难治的肠易激综合征。

躯体内部刺激自下而上反馈也投射到皮层下，其效果也有良、恶性之分，良性反馈如脏器功能的正常进行所产生的舒适感，如性兴奋后的释放感等，有利于对生命中枢压力的释放并促成随后的镇静调节作用。恶性反馈则见于躯体内部的疼痛、不适、功能间相互不协调等，它们使皮层下中枢的整体兴奋性增高，表现出多种病态，且使随后的调节功能减退。

脏器功能向上的反馈刺激还透过皮层下继续向上，进一步投射到皮层，从而提高皮层张力，并影响思维和情绪。

有时，最高位置的皮层与脏器功能间也能通过皮层下生命中枢形成直接的联系，当情绪与脏器当时的某种不适同时发生，两者在皮层下生命中枢相衔接并得到记忆加强，由此可能形成心理－躯体性疾病，成为困扰一生的痼疾。

3. 中枢对生命功能的调节

现代医学从解剖学了解到中枢对体内生命功能的调节有一大部分是经由植物神经系统完成的，即交感与副交感神经系统。交感与副交感是两组神经的解剖名称，神经的功能只是传递冲动，而发出冲动的部位正是调控人体内各种生命功能的中枢。这个中枢发出相辅相成、互相均衡的两种冲动，一使兴奋，一使抑制，它们的关系是机体内部各种运作的基础。这种对立统一、相互均衡的冲动不仅经由植物神经系统传递，而且还通过分泌系统实现，神经和体液是中枢对生命功能调节的媒介。

可以借用交感、副交感的解剖学名词替代中枢的这两种生命功能调节（下文的交感、副交感已不是解剖学中神经的名称，而是中枢对生命功能的两类调节），两者的调节作用在同一部位同时发生，但功能相左，相左也是相佐，合二而一，可以借用电学电路中的名词"耦合"来描述它们之间的关系，就是一侧的能量可以输入或转化进入另一侧。"交感"与"副交感"的调节同进同退、交互领先，夫唱妇随、琴瑟和鸣，相拮抗又相促进。昼夜之间，交感、副交感的张力交替优势，一方的提升带动另一方的兴奋，两者趋于平衡。正常情况下，昼间交感优势，维持功能兴奋和活力，应对日间事务和应激，副交感亦随之兴奋，但幅度没有交感高，作为对交感兴奋性的拮抗和支持，拮抗是使其不致兴奋过度，支持是物质和能量上的协助。入夜，交感张力降低，副交感张力也下降，但相较交感下降较少，并逐渐取得优势，如此到凌晨1~3点，两者都是低张力状态，副交感略优，人体进入深睡眠，这一阶段梦也较少，合成代谢优势，日间消耗的储备集中得到补充。凌晨3~5点，"生物钟"又逐渐转到交感功能优势，血液中各类内分泌激素水平随之变化，如肾上腺髓质和皮质激素水平都逐渐上升，为清醒后的日间活动做好准备（图9-1）。

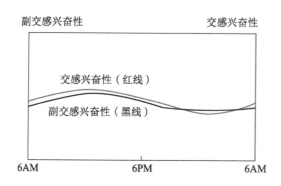

图9-1 昼夜交感副交感两类功能交互耦合示意图
（彩图见彩插18）

交感、副交感两类调节的失耦合应该在临床不少见，有许多证候与这两者关联失当相关，西医可能没有相关的描述，但中医对此十分重视，如果交感兴奋了而副交感脱节，未能随之提高张力，则交感的兴奋失去制约，这大约是中医的"阴虚"。其他如"阳虚"等证候的发生基础应均与此相关。

4. 皮层下生命中枢的功能障碍

在自然界的长期作用下，生命中枢在进化中建立了昼夜、季节的节律，并有自身的生命周期节律（婴幼儿期、青春期、生育期、更年期、老年期、垂暮期等），这种自律性表现为神经元细胞兴奋性和内分泌系统的自律变化，在进化中并成为遗传的一部分。

除非有遗传病，人类生来会获得脏器各功能的最佳状态，原生态的功能间协调平衡处在最佳，在所谓"先天正气"充足的情况下，生命功能的调节中枢天然处在超然位置，仅做少量监控调整。但在此后的生命过程中，随着身体自身的发育、外环境的持续刺激和时有的疾病等情况变化，各器官组织的功能强度和各功能间的平衡会时时移动，生命中枢的介入变得频繁。多数情况下，在皮层下生命中枢的调节下，外周器官的功能得到维持，机体康复，但会留下记忆，使之成为薄弱点，一旦有机会就会显现出来。因此，生命中枢既可能有先天的兴奋－惰性平衡调控能力障碍，也有在后天的漫长生命周期中因代谢障碍、不良记忆等原因的自身功能紊乱或障碍。

阻塞性睡眠呼吸暂停综合征（obstructive sleep apnea syndrome，OSAS）的突出临床表现是睡眠时呼吸暂停，被归为呼吸科疾病，因有上呼吸道梗阻因素，耳鼻喉科也有参与，但其实质则是生命中枢内部各区块间相互协调功能的低下。

前文提到应激性高血压可能转变成持久的高血压病，但并非每个人都会从应激高血压变成高血压患者，它还与因人而异的皮层下中枢自稳性即惰性强度相关。

5. 生命中枢功能兴奋性的临床评估

依据生命功能的临床症状可作五级评估。

A：睡眠沉稳，血压稳定，精力充沛。

B：适应环境能力下降，睡眠轻浅，睡眠因温度、噪音、床褥变化而不适应。血压波动。怕冷怕热，易出汗，易疲劳，代谢降低。

C：失眠多梦，健忘心悸，食欲不振，长期便秘腹泻，慢性疲劳，腰膝酸软，性欲减退。免疫低下，疾病恢复时间延长。

D：长期低热，少气懒言，萎靡不振。

E：不明原因的卧床不起。

四、中枢调控的机制

1. 神经调控

神经元间交流和神经传导是生物电化学过程，电化学是神经细胞受到刺激时，细胞膜通透性急剧变化，膜外 Na^+ 内流和膜内

K^+外流，使神经细胞膜内外原有的内负外正的电荷平衡发生逆转，这个电极逆转的过程极快地定向传递，电过程在末梢转变为化学和生物过程，完成冲动的传递。这是目前已有的认识，实际过程可能更为复杂。

脑内神经元细胞之间的传递，是人脑感受、思维、判断、记忆的基础。神经传导有协同性，它不是单一神经纤维在进行点对点的简单冲动传递，作用的精确性需要双向力的平衡，不同冲动沿不同神经纤维协同而协调地为同一目的向各个方向传递。不论中枢或外周神经的原因，失去冲动传递的平衡就成为临床问题，例如骨骼肌张力调控失衡就会发生震颤。

神经传导的另一个特点是单向传递，传入传出各有途径，构成感受和反应的快速协调。

由于大脑有应对外环境和内环境的不同体系，神经传递的调控也就有随意和非随意的两类，这两者在解剖走行上可能相同但传递的冲动却不同，调控内环境的神经是植物神经系统。

2. 内分泌调控

内分泌调控现在认为是来自皮层下的生命中枢以及由此中枢调控的位于中枢或外周的特殊腺体，这些腺细胞能分泌各有特色的蛋白分子，被称为激素。激素随体液循环到达相应靶器官后，与靶器官细胞膜上特异受体结合，从而介导和调节靶器官细胞的功能。进入血液循环到达远位靶器官的称内分泌系统，只通过局部体液发挥局部调节作用的是局部激素。按照人体调控的一般规律，调控总是双向的，有向上调节的，也有向下调节的，就像胰岛素和胰高血糖素，两者的均衡维持着合理的糖代谢。局部激素应该也是这样，功能的均衡依赖于调控的均衡，包括内分泌激素的均衡，但目前的研究和知识似都局限于对某腺体某激素，相关性知识尚嫌不足。对系统内分泌各单个激素的知识在"内分泌学"等的专著中有详细描述。

系统内分泌的调控中枢在皮层下生命中枢，下丘脑是目前的关注点，内分泌调控受中枢生命周期影响呈现规律变化，也受体内感受器向皮层下发出冲动的反馈调节，多种激素间也相互促进和拮抗，互为调节。

下丘脑：协调多种系统内分泌。

垂体前叶：生长激素系统，参与年龄节律的生物钟调节。

垂体后叶：心血管平滑肌张力调节。

甲状腺：代谢强度调节。

甲状旁腺：钙磷代谢调节。

胰岛细胞：胰岛素胰高血糖素的糖代谢调节。

性腺：雌雄性激素、促性激素、孕激素等，生殖系统发育，性欲发育，蛋白合成，生育和胎儿育成。

胸腺：幼年期的免疫发育调节，成年后的免疫调节中心可能转移到皮层下生命中枢。

肾上腺：皮质激素与下丘脑 ACTH 对糖及多种代谢的辅助调节；肾上腺髓质激素和去甲肾上腺素的心血管肌张力的调节作用；

髓质激素醛固酮的水盐代谢调节。以及部分性激素功能。

肾素血管紧张素系统：调节阻力血管平滑肌张力。

目前临床对脂代谢、蛋白代谢的内分泌调节的知识也有增加，如对瘦素的了解等。

系统内分泌之外还有存在于周身各处的众多局部内分泌，已得到较多研究的有胃肠黏膜细胞分泌的胃肠激素、肾血管周围细胞分泌的局部激素、微循环中局部激素和中枢神经系统内的局部内分泌等。

已知的局部激素都是多种多类同时存在，它们各有生物效应，相互协同，彼此维持着精细平衡，是多种功能平衡的物质基础，调控着兴奋与抑制的平衡，兴奋内部、抑制内部的多种平衡等共同决定机体各种功能的状态。

昼夜生物钟节律变化的物质基础是局部内分泌激素的节律调节。已知的抑制性促眠激素有5-羟色胺、褪黑素、腺苷、γ-氨基丁酸、γ-羟基丁酸、乙酰胆碱等，兴奋和促醒觉的激素有肾上腺素、多巴胺、组织胺等，它们之间的平衡决定了多样的睡眠和醒觉状态。内啡肽也是得到较多研究的神经组织中的重要局部激素。脑活动，包括皮层和皮层下各种功能都有赖于背后多种复杂局部内分泌激素的介导和平衡。各种精神障碍，如焦虑、精神失常、老年性精神病等，都与脑内局部激素失衡相关，各种睡眠障碍，如失眠、早醒、梦魇等，也都有局部激素失衡的背景。

与神经调节的交感、副交感相似，不论系统或局部内分泌，虽种类繁多，但与神经调节相配合也可大致分为两大类，或可称为"交感"类和"副交感"类，也可能是中医学中的助阳和滋阴，在作用于效应细胞时产生相应的调节作用。

在关注局部激素的同时结合中药的作用机制可能成为医学研究的重点课题。中药材均采自自然界，人体构成与自然界各种物质有同源性，部分自然界物质的化学结构与人体内某些局部或系统激素相类似是可能的。吗啡是一种自然植物的提取物，其化学结构与神经系统局部激素内啡肽类似，因而被临床应用，参类植物可能也因其化学结构与某种脑内局部激素相似而发挥作用。部分中药的作用机制可能因其结构类似某种局部激素而发挥了与机体自身局部激素相同的功能调节作用。

10　人体功能的一般规律

人体巨系统功能虽复杂但仍有规律可循，既然是自然界的产物，它的规律一定符合自然界的各种普遍规律，包括物理、化学、生物、进化等，随着人类对自然界和人体功能规律认识的深化，证实它们浑然一体。且既然人类具有社会性，它的发生发展一定与社会的发生发展紧密相连。

一、符合自然科学规则

进化从量变到质变，每一次质变都会产生更高层级的新规律，每次质变通常不是对既往的否定，而是增加。人类是生物进化的巅峰，形成了从物理、化学、数学到生物的各种自然规律的总成。但虽是巅峰，人体功能仍不可避免地遵循着所有自然科学的基本规律，留有进化各阶段的痕迹，而且各种规则互相穿插、相互贯联。

中空脏器的弹性符合物理学力学对一般弹性物体的顺应性法

则，血管、气管、肠管、输尿管、淋巴管等体内管腔中流体的运动符合流体力学原理。代谢的合成和分解符合化学原理，化学的酶学原理是体内代谢反应速率的决定因素，化学键是生物和人类利用和储存能量的方式，化学键中能量经化学过程释放，是生命功能得以维持和进行的保证，细胞膜半透性符合生物学和化学法则。物理学的晶体渗透压和胶体渗透压维持着体液的分布，也推动着体内各种成分的移动，心脏的搏动、胃肠的蠕动都有电活动的起搏，电离、化学平衡、选择性排泌及各种体内传感器的运作和交互协同，维持着离子浓度的稳定和酸碱的平衡。肺气的排出、血液净化的速率、药物代谢的曲线，符合洗出率（wash out）的数学规则，细胞内代谢的分解合成、电子链传递、酶学催化，符合生物化学法则，基因遗传有遗传性保守和变异的对立统一，蛋白复制则既有化学更有生物学规律。人类进化到今天，集各种自然规律于一身。

也因为人体功能符合自然科学的各类法则，所以自然科学的每一次进步都会大大促进现代医学的发展，如医学检验、医学影像、核医学、病理解剖、无菌术、传感器技术、呼吸支持、透析、药物学等等。

自然科学规则应用在人体功能学中也有自己的特征性表现，各种量效关系多表现为"S"型曲线的形态（图 10 - 1），而鲜少出现直线。

心肌顺应性曲线（参见图 1 - 2，Frank-Starling's 心功能曲

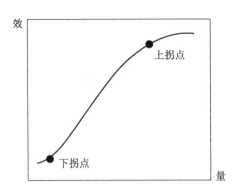

图 10 - 1　量效关系 S 形曲线示意图

线）、肺顺应性曲线、肌肉牵张曲线、半数细胞死亡时间（T50）曲线、药效和药代动力学曲线、睡眠效果曲线、氧解离曲线、器官功能强度、储备与年龄关系的曲线等，不约而同都呈 S 型。对量效曲线 S 型形态的了解对临床医生很重要，由此可以理解人体各种功能都有适宜区间，医生要帮助患者以最低成本达到最佳的功能状态，功能低下固然要避免，以高"代价"追求过高功能表现也没有必要，反而可能带来其他后果。比如用药，药师会根据患者个体的药物半衰期曲线和最佳药效浓度为患者寻找最佳的用药途径、单次剂量及频度，而不会盲目以超剂量追求所谓最高疗效。S 型曲线给医生的另一个启示还在曲线的两个拐点，既然是 S 型，拐点就有意义，值得研究和关注，仍以临床用药的量效关系曲线为例，从减少药物不良反应角度，应关注药效曲线的下拐点，从最佳药效角度则应关注曲线上拐点。又如氧解离曲线，人体动脉血的氧合支持要利用上拐点位置的知识，临床上血氧饱和度（SaO_2）能在 90% 以上就可以了，除非有特殊需求不必额外吸氧，因为上拐点大约就在这个部位。

学习自然科学知识并了解其在人体功能学中的表现特点对临床有重要意义，医学生因此需要坚实的包括数理化在内的自然科学基础，要了解生物调控机制，具备结合个体差异综合应用这些知识的能力。培养"领袖"级别高水平医生的确需要较长学制。协和医学院学制八年，前三年"不沾医学边"、前五年"不沾临床边"，极为强调打基础，这也许绝对，但前人如此设计是有道理的。

二、天人相应

人类是自然界的产物，是经过了大自然严格的筛选后存留下来的，适者生存的自然选择过程使人体结构和功能都必然带有天地环境各种因素的烙印，中国古人的"天人相应"说法很好地描述了人体功能与自然环境的相关性。

人体功能的运行需要符合自然界的节奏，"道法自然"。机体功能、代谢转换都必须适应昼夜、季节的变化，面对微生物、风寒暑湿燥火、喜怒忧思等的环境因素变动，人体需要有及时调整适应的机制，人的养生应追求人体与环境的和谐。

人体的组成结构符合自然界各化学元素相互结合的规律，组成人体的物质与自然界物质在组成上有同源性。

当然人类作为生物进化的最高形态，相对于自然界具有主观能动性。"人定胜天"是鼓励大家建立信心、不怕困难，并力争在可能的条件下利用各类自然资源取得胜利，但真正的"天"即自然，它的规律是不能违背的。

三、心理－社会－生物医学模式

人的社会性与生俱来，也是进化的结果，它反过来对人类个体的功能也产生巨大影响，人除了要适应自然也要适应社会，因此人类比其他生物发展了更高级的心理活动，在高度发达和复杂的现代社会，机体需要应对的社会变化的强度和频度都大幅提升，喜怒忧思悲恐惊的心理情绪无人能免，日常生活中已成为口头禅的气死人、急死人、累死人虽主要只是一种抱怨，但也真有人气死、急死和累死的，忧思与高肿瘤发生率关联已越来越得到公认，长寿的第一要素是良好的人际关系，这一点也得到了越来越多人群研究的证实。

随着对心理活动与人体功能间关系认识的不断深化，现代医学已从原先的将人体功能疾病与社会割裂的类似兽医思维的单纯生物医学模式中转化出来，而进步为心理－社会－生物医学模式。医生诊疗慢病，在了解患者躯体功能和解剖异常的同时，也需要了解他们的社会、家庭、心理，甚至经济状态，寻找它们与疾病间可能的关联。在这个基础上，家庭医师、私人保健医师能更好地服务于健康，应是中国社会健康服务体系（health provider system）中将来需要确实补充的一环。

对急病，在了解患者急性不适原因的同时，也要了解急性不适带来了哪些心理障碍以及家属表现，甚至家属表现对患者的影响等。

这样的医学模式要求医生有良好的心理学知识基础和社会经验，要具备正确的思维方式、语言方式和判断能力，与患者及家属建立相互信任的医患关系，否则即使医术再高明、手术再漂亮，也难称好医生。

心理-社会-生物医学模式概念的提出已有些年，但真正落实尚需时日，需要转变观念，需要渗透到医学教育、医疗服务结构、以及每一次医疗服务过程中，为此，从卫生行政领导部门到每一位医务人员，再到普通患者和群众，从政策到实践，都需要持久的努力。

四、巨系统与子系统，自律与调控

生物进化从单细胞开始，以后多个细胞聚集，逐渐有了分工，再后细胞越来越多，分工也越来越细，在结构上出现了胚层，先是单胚层，逐渐有了外胚层、内胚层和中胚层。从这些原始胚层再分化和进化，有了皮肤、腔肠消化、肺、循环、肌肉骨骼、神经、免疫等的组织和器官，一些较集中和大型的器官称为脏器，组织器官在解剖形态上的分化意味着功能的分化，复杂的进化使人体成为一个功能巨系统，巨系统由众多复杂子系统功能板块结合组成。

各局部子系统仍保有自己独立的运行规律和特性，也就是自律性。现代的细胞培养技术证明，各类组织细胞离体后在适当培养条件下可以继续生长，并表现出自己独特的功能。但独立性是相对的，缺少了巨系统的中枢调控和其他子系统的协调，它们的功能是低频和低效的。局部只有回归整体，才能保障组织器官功能的高效和协同运行。组织器官的局部自律性与它对整体的依赖性，两者合二而一。

整体与局部、局部与局部之间的协同在临床有很多例子，例如对血流动力学的调控，血液在血管中流动对于全身是一个局部，医生需要了解血流、血压、阻力等要素的局部自律性特点，同时也要了解生命中枢对局部的调节，了解肾排泌、膜功能、体液移动等对血流要素的影响等。

局部功能间的相互调节必然有过皮层下生命中枢的转接和交通，但不是全部。机体各局部间有的存在解剖结构上的关联，或者是功能上的联系，它们各是功能链上的一环。肺的气体交换、胃肠的消化吸收，它们与循环功能连接，共同为周身输送氧和营养底物；肠道对营养底物的摄取、肝脏内蛋白的合成、肾脏与皮肤、胃肠道的废料排泄与循环功能一起，支撑了体液的合理分布；免疫防卫前有皮肤胃肠的屏障，后有肝、肺、脾、淋巴及全身毛细血管网的支持和协同等。

某局部的功能障碍定会加重协同脏器的负担，所谓"一荣俱荣、一衰俱衰"，所谓相生相克。功能链中若有某些局部障碍使协同平衡被打破，则其他部分就需补偿并付出额外代价，成为损伤的传递。如防卫免疫功能低下，循环中毒素增多、气体交换障碍、代谢障碍、肝肾排泄功能紊乱等，会引发脑病；心脏后向型衰竭，会导致肺淤血和充血性肺水肿；肾排泄功能低下，会导致组织间水肿；机体任何部位功能的紊乱，都会引发皮层下生命调节中枢张力的升高，引起如血压变化、睡眠障碍等的连带症状。

由此，临床生理和病理生理认为，人体功能间的连接像一根链条，谁也离不开谁，谁弱了就会拖累其他，而且功能的整体强度取决于其中最薄弱的一环。

前文提到人体功能量效的 S 型曲线特征，机体具有调节功能链整体强度位于最佳的机制，即链上各环节间既有协同也有相互制约，或称负调节的机制，协同和制约是体内平衡的重要特征，这个平衡帮助功能链强度能维持在适当的"度"。

还有一些看起来似乎并不在一条功能链的远位器官间实际也有联系，如骨骼肌锻炼能带动平滑肌和心肌能力的提高，对局部长骨施加轴向压力会影响全身范围内钙向骨骼内转移，颅脑外伤急性期会有消化道分泌异常和应激溃疡，血糖高企会导致末梢神经病变、胃平滑肌运动障碍及末梢小动脉壁的功能和结构改变，等。我们已知道体内组织结构的种种关联，对它们的机制以及相互影响的规律也已进行了关注，但许多尚未明晰。

中医学将人体各种功能按照自己的理论也进行了分类，脏腑学说就是中国古人对人体功能的分类管理。建立在脏腑理论基础上的"五行学说"以木火土金水的古代哲学元素描述了人体各种功能间的相互关联，虽朴素粗糙，但其"相生相克"的核心思想无疑表达了人体的整体性和各子系统之间的关联性，为我们提供了认识人体功能相关性的有益参考。

五、平衡与失衡

自然界不同组成之间产生界面，人体与环境之间是界面，人体内部各子系统功能板块之间也充满界面。界面只存在于功能之间，而不是解剖中，功能界面上是相互的平衡，平衡是动态的。平衡既有稳定性又有运动性，稳定是相对的，运动是绝对的。运动和稳定各有规律，两者的平衡既有自稳重建的机制，也受内外因素的影响，多层次多界面之间的无数动态平衡构成了活跃的生命体。

1. 平衡

界面上实现稳定平衡时各部分功能效率最高，各种功能的强度彼此相当且达成平衡时人的感觉最好，人体会觉得舒服，不平衡就意味着不舒服。前文提到 S 型量效曲线，平衡可以在这条曲线的不同点位达成。若是在曲线上段，即高强度情况下实现平衡那当然是好，可能是高效率，但也常意味着高消耗和对储备的高要求，平衡会比较脆弱。有的人看似身强体壮，精明强干，可能部分人是真好，但常常未必，所谓佼佼者易折。如果人体功能的平衡处在量效曲线的下段，则表现为虚弱，但虚弱不一定不舒适，只要各种功能的强度彼此平衡，人的总体感觉还可能不错。简而言之，如果各种功能都已消耗到临终前的极低水平，到了 S 型曲线下拐点甚至以下，再低功能就停了，但若此时功能的各板块经过消耗彼此又平衡了，那可能出现所谓"回光返照"的临床现象。若平衡点处在中段是最好，中等强度的平衡对身体应该最佳，既稳定又有一定效率，消耗不多补充也容易，维持平衡的代价也不高。

功能平衡的概念为临床医生提供了治疗的启示，医生可将人的整体功能看成一座向中心倾斜的圆形"围屋"。各段墙体处在互相依存的平衡中，当某段墙体发生"松动"不稳定，甚至有坍塌可能时，医生的干预就相当于打支撑，有经验的建筑师傅要选择支架的适当部位、角度、力度，选择的依据既要关切松动的部位和程度，也要注意到"视野"之外围屋的其他部分。张孝骞先生临诊时即使对已明确诊断为感冒之类的"小病"，用药也极谨慎，他要详细询问患者的全面情况，实施的是个体化治疗，"如履薄冰、如临深渊"，认为每一个患者都是一本教科书，希望维持各种功能之间、治疗和不良反应之间的平衡。

平衡观念对危重病学专业的医生尤其重要，因为患者已有多种重要功能面临衰竭，"围屋"多处松动，而且还程度不同，各部分功能之间的界面处于不稳定之中，少有回旋余地。而医生对危重患者采取的治疗手段通常强而有力，许多措施既有治疗作用，又有强大的不良反应。医师采用外力介入对患者进行支持时，不可避免地"拉一个打一个"，会以牺牲某些其他功能为代价。医生应该记住的是，患者体内平衡脆弱，他们自己无法表达也无法选择，医生在替患者选择时不能不慎之又慎。所以临床医生一定要临床，要尽可能多地了解和体会患者各种功能的现状，要了解病状是怎么来的，目前的发展趋势是什么，还要对自己手中各种治疗手段的正负两方面效果有准确了解，治疗手段的量效曲线是怎样的，要具备对多种功能间相关关系的了解和对平衡学说知识的掌握。为了整体，不能看到衰竭就支持，有时不得不承认和允许某些局部保留一定程度的衰竭，甚至允许某些局部为其他更差功能的改善作出牺牲。原则是通过医学干预使机体各部分的衰竭在程度上大致均衡，不让任何一部分在功能衰竭的竞相发展中过于突出和领先。"大家都过得去"的安排既是希望患者能感觉好些，更是希望在平衡下有较多机会争得时间，从而为控制原发病和纠正已发生的功能衰竭争取机会。

2. 失衡和平衡移动

人体内的失衡是永恒的，原因多样，有生理性的，也有病理性的原因。

日常的功能起伏、消耗与补充是时时进行的生理性失衡，在生命周期的宏观变化中，体内各种平衡在平时缓慢移动，到某一拐点后失衡加速，然后又趋平静，呈现了幼儿、少年、青春期、中年、老年等的不同特征；夏季不论分解还是合成代谢都旺盛，而冬季都低；日间分解代谢高、功能活跃，夜间则合成优势，功能趋低。人们的日常活动和应激也调动着机体的兴奋或抑制，功能有高有低，平衡随时移动。这些生理性平衡的移动，是人体在长期进化中与环境相互作用而获得的适应性能力。生理性失衡的特点是变动幅度柔和、张弛有序、有控制、有规律，类似正弦微幅震荡的良性过程（图 10 - 2）。

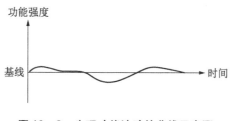

图 10 - 2　生理功能波动的曲线示意图

　　生理性动态平衡主要在生命中枢调控下进行，植物神经和系统内分泌都有周期性变化的特征，两者交互作用，共同反应。

　　超越机体生理限度的内外环境变动引发的应激反应，如果是良性应激，平衡的移动处在机体自稳机制的能力范围内，则失衡在自稳后进入新常态。但若应激源强烈，如外环境风寒暑湿燥热的剧烈变动、致病微生物的多量侵入，或机体内某些部分的功能衰减或衰竭时，平衡的修复需求超出机体一时的自稳能力，临床成为病态。图 10 - 3 示意应激后功能强度升高和储备消耗的失衡过程，反应曲线的位置、斜率、曲线形态等表述了机体对抗病理性因素的能力。

　　生理性和病理性失衡可能重叠，临床常见的例子是昼夜交替

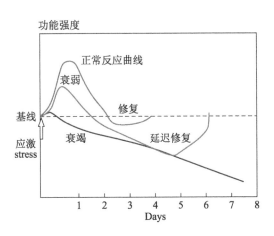

图 10 - 3　功能的应激激发和修复补充示意图（彩图见彩插19）

的生理性平衡移动与原有基础病重叠。如夜间循环动力的自然低下与原有的心脑血管的供血不足相重叠，表现为急性心梗和脑梗容易在夜间发生；夜间生理性的循环抑制与处在边缘状态的病理性左心功能不全相重叠，表现为夜间阵发性呼吸困难的端坐呼吸，就是左心衰竭的典型症状。

　　生命调节中枢的交感、副交感两类冲动交互促进，在失衡调节中具有重要作用，正常情况下它们相互支持，是界面上平衡自稳的主要推动力，但两者的不协调或脱耦合会在机体某薄弱环节表现出失平衡的症状。在时机上，在交感、副交感两类冲动在时相交替的时刻最容易出现。如凌晨时交感逐渐优势，但副交感未能跟上，则临床可能出现心悸发热（一种自觉的燥热，体温计测量不出），甚至出汗。也是清晨，若交感开始兴奋但强度不足，副交感张力却依旧高位，在胃肠功能低下或紊乱的患者就可能出现腹泻。中医对这些情况有记载和分析，将五更的发热出汗称为是"阴虚"表现，而五更泻被认为是"阳虚"。

3. 自稳

平衡打破后，正常机体有机制有能力将失衡的各部分功能重新调节达到一个新平衡，这是机体的自稳能力。自稳是一种自愈的能力。自稳一方面是对已消耗储备的补充，另一方面是各部分功能间的相互妥协。在这样的情况下，新平衡可能更好，但也可能是一种病态下的新常态。自稳的及时性和充分程度对疾病的康复十分重要，不见得平日看起来强壮的人平衡自稳能力更强，它与失衡程度、基础病、原有储备的多寡等有关，也与遗传相关，一定程度上自稳是一种与生俱来的能力。自稳能力也是衡量健康的一个指标，虽无法量化监测，但能从既往病史中体会。

六、功能强度的临床评估

如前所述，临床常需对各类功能的状态进行评估，尤其是对一些重要的生命功能需随病程演进反复评估。多年来，临床已有众多对疾病严重性进行描述的评分系统，基础都是选择一些重要功能进行状态评级或评分。如美国纽约心脏病学会对心功能的四级分类历史悠久被广泛采用，美国提倡的对急重症初诊患者的急性生理与慢性健康状况（acute physiology and chronic health evaluation，APACH）评分系统等也都是很好的系统。本文在它们的基础上推荐 ABCDE 的五分级评估，对各种机体的功能状态进行评估。

A 级：健康无症状。功能正常范围，储备充足，修复及时，取英文 asymptomatic 字头为 A 级。

B 级：开始有症状。在非应激时功能在正常范围，但储备不足，修复延缓。应激状态下会表现出功能不足，且临床可检出症状，取英文 beginning of being symptomatic 的字头称 B 级。

C 级：代偿。即使非应激状态，安静时仍有可能观察到功能低下，但在机体全身调节和其他器官辅助下人体整体尚能维持，量效曲线上还没到下拐点。取英文 compensated 的字头称 C 级。

B 和 C 级在临床上可定义为功能不全。

D 级：失代偿，在非应激状态的安静条件下，机体动用全身调节和辅助仍无法维持其最低功能，量效曲线到达下拐点，并拖累全身功能低下，需要药物或器械的医疗支持。取英文 de-compensated 的字头称为 D 级。

E 级：严重的功能低下，即使有药物和器械支持也无法维持最低功能，英文称 end-stage，取字头称为 E 级。

D 和 E 级在临床定义为功能衰竭。

11 中国传统医学对人体病理 生理的描述

中医理论的核心不是解剖是功能，中医临床的核心是功能调整，这与现代医学中的生理学和病理生理学相当。

十八世纪后西方医学快速发展，背景是文艺复兴和其后的工业社会，知识侧重解剖和结构，认识论上偏重还原论，方法论上偏重机械唯物，被称为现代医学。中医学的产生基础与西方医学不同，它来自神农百草的农业社会、大量人口二千年以上的抗病实践和经验和黄老哲学的古代思想，被称为传统医学。中医知识侧重功能，方法论强度辩证法，认识论侧重整体论。

中西医学的研究虽因历史和出发基点不同，侧重角度和表述方式有差异，但对象都是人体，既然都是关于人体生理学和病理生理学的内容，虽表达、角度不同，相互必有契合。一者唯物、一者辩证，两者结合恰是辩证唯物，两者的结合既有必要也有可能，它们在治疗学上互补，在理论上同样互补。中西医结合，使两者融会贯通，是医学发展的必然，它们的结合将为医学带来全新的面貌。

一、阴阳理论

阴阳理论实际就是矛盾理论，是中国古代朴素辩证法的表述语言，阴阳并非医学专用，核心观念是世间万物都可以一分为二，存在着对立统一，天地、高下、内外、阴晴、男女等等，都是阴阳，一分为二，又合二而一，互相对立，又互相依存，一定条件下又能互相转化。中国古人在这种观念的指导下观察人体，包括它的内内外外、方方面面，并据此提出人体的阴阳理论，中医诊断"察色按脉，先别阴阳"，阴阳成为了中医学的基础。古人的这个学说将人体功能现象中的对立统一通称阴阳，就像我们今天将世间的一切一分为二统称为矛盾一样。阴阳理论从中医角度阐说和解释着人体的生理功能和病理的变化，并作为诊断和治疗的依据。

中医学认为，阴阳广泛存在于人体所有功能范畴和层面，无处不在、无时不在、无穷无尽。从外观上如寒热、虚实、燥湿、表里、动静、上下、内外、迟数、强弱等，虽内容范畴不同，但它们都可用阴阳来表述。

中医阴阳理论认为，在阴阳之中必有一侧是阴阳的主要方面，一般情况下认为阳是阴阳中的主要方面，阳主阴从，阳带阴，阴助阳。强调以阳为本，即阳是主导方，而阴从属。但这并非绝对，中医学中的阳主阴从的平衡在一定条件下，主导方可以转化，阴可以转化为阳，阳也可以转化为阴，如寒证和热证之间的转化。

现代医学中人体的功能是基于细胞及其组合的组织器官具有的活性或称兴奋性，这种活性或兴奋性就是中国古人所称的"阳气"，兴奋性需要适度也需要有物质支持，无节制的兴奋和缺乏物质支撑的兴奋都将很快导致衰竭，这种对兴奋的抑制调节和物质能量的支撑是与兴奋同步发生的，在中医被称为"阴血"。兴奋与兴奋性控制以及物质能量支持，这两部分对立统一、互相补充、相互耦合，处于交替优势的动态平衡之中。

若是阴阳调和，那么机体功能可得到合理的表达，功能的消耗与储备的补充相得益彰，生命活动在平衡中进行。但若两者有所偏废或失去平衡就会构成病态，兴奋强度低下的临床表现就成为中医学说的阳虚，而兴奋性不论是正常或亢进，但失去相应对立的节制或失去物质能量的储备支持，即兴奋与支持失去偶联，则成为中医说的阴虚。

在现代医学中，兴奋和对立的抑制和支持两者的关联是通过神经－体液系统实现，尤其是自主神经（植物神经）系统和全身及局部内分泌调节实现的，借用自主神经中交感－副交感的名称（仅仅是名称，实际内容应该多得多）可以将细胞器官的兴奋称为交感类作用，对兴奋性的抑制调控和物质能量支撑称为副交感类作用。这两类作用相互协同，有兴奋性才有生命，有对兴奋性的伴随抑制才可能使兴奋适度，有对兴奋性的物质能量（也就是所谓储备）支撑才使兴奋可持续，这种支撑的内容既是物质基础也是物质基础调动和补充的机制。阴阳调和即交感类与副交感类两者各自活跃且均衡的状态下，人的感觉好。

活性兴奋性及与其耦合的调节、储备存在于机体整体巨系统的高层级，也存在于各分系统局部，这是中医脏器及各种阴阳辨证理论的基础。

功能活性与耦合调节之间，日间多是活性为主导，是为阳，是矛盾的主要方面，而对活性的抑制和储备跟随，是阴阳关系中的次要方面。日间尤其午后功能活性旺盛，细胞内分解代谢活跃，储备虽也随从活跃，但终是阳主阴从。夜间尤其午夜则机体功能活性降低，阴阳主从转换，阳气隐藏而阴气活跃，合成代谢提高，储备增加是主要方面。这是阴中有阳、阳中有阴、阴阳联动。

阴阳理论认为，阴与阳双方处在不停的运动中，两者处在平衡之中，平衡是动态的，不时打破又不时建立。中医认为疾病的发生发展是邪正斗争的过程，阴阳动态平衡的失调既是疾病的原因也是后果。无论病因是什么，外感或内伤，其病理变化的基本规律无非是阴阳的偏盛或偏衰，或失去联动耦合，中医治疗和养生的根本内容和追求目标也是帮助两者相适应和联动，恢复或维持"阴阳均平"，认为调节平衡是中医临床实践、辨证论治的主要内容。

二、气血学说

中医认为生物只要是活体就有"气"，并赋予气双重涵义，一是物质的气，这个气看不见但能客观感觉到，可以测量，即人类呼吸的气，是为有形之气；二是功能的"气"，这个气虽也是看不到感觉得到，却是无形之气。无形之气涵义广泛，泛指生命的活力，它的强弱是代表生命功能的活跃程度，即兴奋性。在中医学概念里，无形之气作为活力的应用，远比作为呼吸之气更广和更重要。

"血"也同样有双重涵义，一是体内流动的真实的血，看得见感觉得到，可以测量，另一重涵义是储备，是对功能活性的支持系统，从现代医学概念看，储备是对潜能的描述，既包括各类物质的储备，也包括储备的形成和利用机制，它是功能活力的支撑。所以，中医的"血"有的有形，有的无形。与气一样，在中医概念里，血作为无形的储备支持的涵义远比有形的真实血液在应用上更广更重要。

中医认为气和血两者对立统一，气是用，血是供。两者相辅相成，谁也离不开谁，缺一不可，阳刚之气和阴柔之美是一对阴阳。气血学说本身就是阴阳理论在中医人体功能学中的一项实际应用。

"气"作为人体功能活力，还可以一分为二，于是有阴气和阳气，对人体具有温煦推动作用的气称之为阳气，把推动"血"的营养滋润作用的气称为阴气。从人体功能层面，功能的活性"阳"和储备"阴"都有各自的兴奋性和活力强度。

活力有强弱之分，功能过强是阳亢，过弱为阳虚；阴血充足是"血气方刚"，不足是阴虚，功能活力和储备支持追求的是阴平阳和，相得益彰。阳气和阴血各自的活动以及它们两者的相互关联是人体各种生命活动的基础，它们之间的此消彼长、永恒的动态平衡，构成生命活动的日常。

三、脏象学说

人体巨系统，功能多样，现代医学按解剖分类，古代中医按功能分类，中医的分类中有五脏、六经、气血津液、卫气营血等多种系统，这些分类虽有一定解剖基础，但更多是解剖之外的功能概念。

五脏六腑的功能分类构成脏象学说，它给人体诸多重要功能冠以脏器之名，在解剖学上心、肝、肺、脾、肾、小肠、胆、大肠、胃、膀胱确有其物，中医借用心、肝、肺、脾、肾立为五脏，小肠、胆、大肠、胃、膀胱、三焦立为六腑，其中只有三焦并不对应某一确定器官，但背后也有一定的解剖基础，上、中、下焦分别对应人体躯干的胸腔、腹腔和盆腔三个部位。需要反复强调的是，脏象分类虽冠以解剖名称，但重功能而轻形质，尤其是五脏。以现在的知识水平，要将古人脏象学说五脏六腑的功能分类与现代医学的相应功能系统完全对应还很困难，但既然都是对人体功能的描述，中西两个系统间还是应该有相互对照的可能，也值得作这样的探索。

以下对照供参考。

心：中医的"心"有血肉之心和神明之心，血肉之心与现代医学的心泵、大血管内循环和微循环灌注均有对应，但侧重在大血管内循环（参见01循环功能）。脉诊是对大血管状态的抽样探知，对舌和面色的观察则是对微循环的了解。神明之心、心之官则思，这是大脑中枢神经系统的功能，中医也说"脑为元神之府"，但并没有将脑列为脏腑之一，于是中枢调控功能主要归入"心"。中医的"精气神"是对中枢神经大脑皮层意识、思维活动总体活性的统称。中医对"心"在五脏六腑中的作用高度重视，认为"心动则五脏六腑皆摇"，现代医学也这样认为，无论中枢神经的神明之心还是循环系统的血肉之心，都处在让全身所有功能相连接和协同运作的核心部位。

肺：中医认为"肺主气"，这个气主要指有形之气，即呼吸之气是肺的气体交换功能，这与西医的肺相对应。又说肺主一身之气，可以理解为组织中的气体交换。中医说"肺朝百脉""气非血不和""血非气不运"，这些说法与现代医学对氧气和二氧化碳无论在肺内还是在组织中都以血液为载体、气体交换与循环紧密相连的知识并无二致。"肺开窍于鼻"也没有问题，肺呼吸时，鼻是连接外环境的门户，胃肠道是病从口入，呼吸道是病从鼻入。至于"肺主皮毛"，可能来自经验，临床上稍受风寒就易咳嗽是普遍体验。这可能是寒冷刺激总是首先由皮毛感受，机体对此的应激反应先扬后抑，抑制期机体免疫活性降低，上呼吸道蛰伏的微生物乘虚发作，呼吸道刺激症状首当其冲，使皮毛与肺发生了关联。

中医脏腑学说还赋予肺一个"主行水"的功能，认为中医的"肺"主导着体内水液输布、运行及排泄，所谓"宣发肃降"，"痰饮"和周身水肿是肺的行水问题。痰饮好理解，但水肿则原因多样。从西医角度，肺确有水分排出功能，尤其冬季哈气可见，成人正常体温下经呼吸道排出的水分有 800 ~ 1 000 mL 之多，但这只是水液代谢的一小部分，西医认为职司水液输布功能的脏器除了肺还有肾、皮肤、胃肠等，且水液的分布更多还受循环、代谢等的影响。但中医将所有这些功能归入一组，即"行水"功能，并将之列入"肺"的名下。

中医还有"肺与大肠相表里"的说法，这得到临床一定的支持，如肺部体征与消化道体征有关联，消化道运动延缓和肠壁通透性增高，肠道内毒素吸收增加，这增大了肺减毒过滤的代谢负担，肺循环充血表现为肺热，腹胀、膈肌抬高使肺扩张受限，肺气肿与胃肠运动迟缓常同时发生等。呼吸功能与胃肠运动有关联，中医以肺与大肠相表里的说法强调了两者的相关性，但这里的大肠未必仅指解剖学中的结肠，而是指肠道的运动功能。

肝：中医的肝有疏泄和藏血生血的功能，要求气机舒畅。这与现代医学中对肝脏的代谢功能相当。肝功能的内容是维持各类营养物质，调节物质、毒性物质在体内的适宜剂量，从而为周身组织细胞的生命活动提供条件。如调节糖、脂、蛋白代谢平衡以提供适宜的热量底物，对水盐代谢提供胶体渗透压支持，对防卫免疫则提供各类免疫因子的原料供应，控制各类内分泌激素的代谢，使其靶器官功能不卑不亢，使性与生殖、妇女月经、妊娠分娩得以顺畅进行，对经消化道及其他来源的各种毒素进行清除排泄，胆汁就是排泄的一种方式。人体内各种物质应有尽有、不多不少就是"疏"，中枢神经在这样的环境中不亢奋、不抑郁，周身各种功能舒畅顺达。而若疏不能及、泄不能行，则活性介质不能有效清除、营养物质供应不足、激素代谢失去平衡，是所谓气机不畅，成为"肝郁气滞"或"肝阳上亢"，表现在神志是郁郁寡欢、多愁善虑，或烦躁易怒、头胀头痛、面红目赤。

肝藏血生血、"血养肝"，这里的血应该是有形血与无形血的综合，有形的血液与肝脏功能关系密切，正常肝功能依赖于血液和循环；另外肝脏以无形的血、即产生的各种物质，支持着全身代谢和功能储备。

脾：中医的脾完全是功能概念，与现代医学相对照，应主指消化吸收功能。"脾主运化"这是胃肠的运动和消化，脾气升清是相对于脾气下泄，脾气下泄有脱肛和内脏下垂，因而脾气升是指胃肠道平滑肌张力和运动适宜，脾阳温煦是要求胃肠道血流充沛，消化腺分泌才能旺盛，在这样的条件下消化吸收也才能充分进行。

中医概念的脾还有主血功能，这里的血应包括两部分，无形血和有形血，无形之血是机体的功能储备，"脾"的消化功能为周身组织提供了物质精微，从而支持了它们的功能储备，这样理解的脾主无形之血实际仍是消化吸收功能。中医说的"脾主血"还有使血液不溢于血脉之外的内容，这里的血是真实的血液、有形之血，"脾不统血"相应于现代医学是各种出凝血障碍，包括各种原因的，如肝功不佳、毛细血管脆性增加和凝血因子缺乏等，这些被中医学归入脾功能的一部分。不过即使从西医角度，脾也确与出凝血有关联，血细胞包括血小板在脾内灭活，脾功能亢进使血小板减少，临床会有出血倾向。

肾：中医对肾十分重视，认为是"先天之本"，五脏六腑之本，主一身阴阳，也称命门，对应于现代医学也似涵盖多种功能。

首先，肾藏精，人体"精气神"的精是机体总体反应性的综合称谓。中医又称肾阳为元阳、真阳，即人体阳气是所有功能的根本。肾阴称元阴、真阴，滋养全身脏腑，为全身诸阴之本。与现代医学对照，中医的肾精似对应于皮层下的生命中枢的调节功能，尤其与系统内分泌相关，是生长发育、生殖繁育、生老病死等生命周期的控制者，是协调和推动全身组织脏腑功能运转的调节者。肾阴肾阳两者相互依存又相互制约，相互为用，这与现代医学中内分泌系统多种激素相互拮抗达成平衡的关系相类似。

中医理论赋予肾的另一功能是主水液，这与西医肾对可溶性废料的排泄、并调节水电解质和酸碱平衡的功能相当。

以上是中医五脏，还有六腑。

六腑中除三焦外，其他五腑在现代解剖学中实有其形，而且都是以平滑肌为主要壁层结构的中空脏器，但在解读中医时仍需将其与现代医学中的解剖概念相区别，中医学中它们仍然主要是功能概念。

胆：中医胆的主要功能与西医雷同，也是储存胆汁助力消化。承肝之余气，即胆汁，泄于胆，聚而成精，流入小肠，融化食物，利传渣滓。中医认为胆者肝之腑，胆帮助肝分泌的胆汁浓缩，引流出的胆汁实现肝的疏泄功能，两者一阴一阳，表里相合。

此外，中医还赋予胆主决断的功能，"胆子大、胆气壮"形容某人善断果敢的性格，是中国民间的常用语。中医又有肝主谋略，胆主决断，两者结合成为"多谋善断"和"肝胆相照"。肝胆的这些功能以及前文的"心大"等在现代医学中都应归入中枢神经的皮层功能。肝的代谢功能由于调节了对中枢有活性影响的循环介质的成分和含量，从而对调畅情志可能有一些间接作用，胆道胆汁的顺畅排泄也是肝的疏泄功能得以进行的必要条件，因此肝胆功能的良好运行对皮层功能确有一定影响，但至于谋略和胆气，则可能非其所能。

胃：中医功能胃与西医解剖胃的功用基本相同，都是受纳和腐熟水谷，中医胃与中医脾的运化功能相重叠，并称后天之本，共同完成胃肠道消化吸收功能。从现代医学角度看，脾胃消化道功能可进一步分解为容纳、消化液混入、物理研磨、化学分解、平滑肌蠕动、括约肌控制流速、肠壁主被动吸收、废料浓缩运动排泄和屏障防卫等多个分功能，它们应是个相互关联、序贯进行的完整过程。中医在这里却按解剖将之区分为四个部分，即脾、胃、小肠和大肠。中医的胃主受纳、脾主运化、小肠吸收、大肠存纳和排便，从临床的角度看这样的区分可能也有道理，可以将复杂的生理病理变化按临床主要症状加以区分，从而提高临床治疗的针对性。

小肠：中医认为小肠的功能是主受盛和主化物，受盛即接受，受盛由胃腑下移之饮食物，并使在小肠内停留一定时间，化物是消化，将摄入食物分清别浊，化为可吸收之精微和不可吸收之糟粕，精微吸收，糟粕下输大肠。这与西医理解相同。

　　大肠：中医的大肠功能是传导糟粕和吸收津液，有"传导之腑""传导之官"之称。这与西医的认识也大致相当。

　　膀胱：中西医对膀胱功能的描述相同，都是尿液储存和浓缩的场所。

　　三焦：中医界内部对三焦也一直有不同的解读，有功能的概念，也有解剖的说法。从解剖说法上看，以膈上为上焦，相当于胸腔，包括心肺；横膈以下至脐为中焦，包括脾与胃，相当上腹腔；脐以下至二阴为下焦，相当于下腹腔和盆腔，包括肝、肾、大小肠、膀胱、女子胞等。如果一定要将中医三焦联系解剖，则可以简单理解为机体向外环境有开口易罹病的三个部位，上焦肺，中焦胃肠，下焦泌尿生殖道和肛门。

　　三焦更重要的应是功能概念，它将原设计分类的各脏象功能打通重组，弥补了单一脏腑描述缺乏功能关联的不足。

　　功能之一是"通行元气"，将心、肺、肾各自功能的一部分加以整合，肾的先天之精与脾胃的后天之精融合，成为生命原动力的元气，肺气和心阳结合经三焦输布并充沛于全身，循环、呼吸在生命中枢调控下向周身提供血氧和灌注。

　　三焦功能之二是"通调水道"，西医的水盐代谢涉及肺、胃肠、肾、肝、皮肤等多个解剖脏器，是个复杂多系统功能，中医也认识到水液代谢的复杂性，将其全过程归入三焦，上焦之肺，为水之上源，宣发肃降；中焦脾胃，运化输布；下焦肾膀胱，蒸

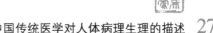

腾气化。三焦的这部分功能与西医的体液代谢、内环境稳定和酸碱平衡相对应。

三焦功能之三为"运行水谷"，将所有涉及消化、吸收、排泄脏器的功能协同一体，"上焦开发，宣五谷味，熏肤，充肌，泽毛"，有输布精微之功，这是循环的功能；中焦"泌糟粕，蒸津液，化精微，上注于肺脉"，是消化吸收功能；下焦则"成糟粕而俱下入大肠并渗入膀胱"，是排泄功能。三焦运化水谷是对脾胃、肝胆、心肺、大小肠等脏腑完成水谷消化吸收与排泄的功能的总括。

中医脏腑学说已将五脏五腑及各自表里对应关系描述得足够完美，再引入三焦概念成为六腑，这是先人们对脏腑学说独立描述脏腑功能的补充，强调了各种功能相互的关联性。有了三焦概念，使医者在理解人体和辨证施治中更加全面。

四、五行学说

中医认为人体的功能与自然界相对应、相适应，称为"天人相应"，在中国古人的理解中，世界由木、火、土、金、水五种物质元素组成，称为五行，它们之间相生相克的关联构成了宇宙的运动和变化。中国古人认为人体也是这样，内部各种功能之间也有这样的五行关系，五脏对应五行，分别是肺对应金，肝对应木，肾对应水，心对应火，脾对应土，加上与它们有关联的六腑，它们之间相生相克的关联构成了人体小宇宙和生命的过程。五行理论确认，与自然界大宇宙的五行一样，人体小宇宙的五脏各有属于自己的运行规律，各脏器功能之间有协同、也有拮抗，相生相克。这就形成了中医学对人体内各功能板块间相关关系和对疾病传变规律特有阐释的五行理论。

古人对自然界五种物质组成的了解是朴素的，运用到人体也是一样，今人的学习理应去粗取精，以学习其精髓为主，其精髓是巨系统内部各子系统的功能不是互相绝缘，而是相互关联的。我们可以借助古人由经验知识总结的原则，与时俱进更好地理解和继承。

古人说"肝木济心火"，这是肝功能与中医"心"的相生关系。即使从现代医学角度这一点也有一定道理。正常情况下，肝脏的代谢提供各种营养物质和活性蛋白等维持循环和皮层神志等功能的运转，但若肝脏代谢解毒功能低下，"肝阳上亢"，循环中出现未能及时清除的多量有害介质，这时会促进"心火"，循环会亢奋，血压可能会高，也会影响神志和情绪，导致睡眠障碍。如果调整了肝功能，降低了肝木对心的"搓火"，则有助于心主血脉和心主神明功能的正常发挥。由此提示，对部分高血压、失眠等的认识和治疗也许有更宽的思路。

又如肾水制心火，肾水上济于心，可防"心火"之亢烈，这是相克的原理，从现代医学知识可理解为从调节内分泌入手，可以抑制皮层和循环的亢奋，从而也改进睡眠、稳定循环。还有肺金制肝木，肺气清肃太过，可抑制肝阳上亢，这可以理解为两者都是血液滤器，肝脏未能解毒的介质由肺间质代劳，则肝阳上亢的症状减轻。

类似的例子还可发掘，中医依据人体内子系统功能关联的认识产生这样的理解并据以设计治疗，这给西医的理论和临床提供了更宽阔的视野。

由于医学界迄今对中医脏象功能的对应理解尚不明确，现代医学自身的知识也还不足，人体功能在各种界面上的调节本身也极复杂，因此对中医五行学说中的许多相生相克常不足以理解。如心火与肺金的关系，从循环和气体交换角度以及呼吸动作形成的胸腔压力变化有利于血液回流看，两者应是相辅相成的关系，但五行中是火克金。而循环亢奋和皮层兴奋，呼吸通常也兴奋，并非抑制。这里的复杂性提高了对临床医师经验和知识悟性的要求，需要去粗取精，有吸收也有扬弃。

现代西方医学有时也有脏器关联的论述，但并不系统，中医学强调的系统整体论、五行理论虽朴素，但如果不局限于某些结论，单从思维方式角度看，这应该是对现代医学的有益补充。

五、表里学说

五行理论表述了不同脏器功能之间的关联，表里理论则将脏与腑联系起来，同样强调体内各种功能之间的关联，表里理论是五行理论的补充。中医提出肝与胆相表里、脾与胃相表里、肾与膀胱相表里、肺与大肠相表里、心与小肠相表里、心包与三焦相表里等，意思是这一对脏与腑在功能上和一定程度的解剖上更加关联密切。这在多数脏腑间好理解，如肝胆相照、脾胃一体等，但也有难理解的，如心与小肠的关联，"小肠实热上熏于心"，消化道淤血屏障失效时毒素过量入血确能熏于心，但与肝阳上亢如何区分？小肠精微吸收经脾气升清而上输心肺，化赤为血，心血得充，但那也是脾胃的功劳。还有心包与三焦的关系，也似勉强。

中医表里理论还有一层涵义在脏腑表里之外，它辨别病变部位的深浅和病情轻重。尤其在感染性疾病中，表证通常指温病初期，机体防卫免疫反应被调动，出现全身症状，所谓病在皮毛、肌腠，此时尚未入里，机体主要脏器功能尚未累及，病情较轻；表证之后，五脏六腑、血脉、骨髓等出现症状，有了脏腑深层功能障碍的里证，病情较重。

六、经络学说

经络是中医理论的重要组成，是针灸按摩治疗的基础，也是中医内科著名"伤寒论"六经辨证的基础，但在现代医学的解剖层面一直未能证实。应该说，中医经络是中国古人在长期临床观察基础上在人体体表描绘出的体内功能传导通道，它们来自经验和观察，因此采用解剖证实才能确认它们的科学性可能是有问题的，对经络的认识应该回归中医的功能角度。

经络系统应该只是功能层面的存在，如果转换思路改在对活体的功能实验中观察，则应该有机会找到它们的踪迹。从现代医学角度讲，经络可以被推测是机体神经－体液自主调节的一部分，存在于血液循环和神经网络之外，是又一类自身反馈的调节通道。

七、体质学说

人群间有差异，差异表现涉及体型、性格、代谢、心理、好发疾病等多个方面，在医疗实践中祖国传统医学更重视这种差异。现在看来，人群体质差异客观存在，形成原因有先天和后天，基础是体内主要功能的平衡点位置不同。

近代，中医界在中医学理论基础上将人的体质分为平和质、气虚质、阳虚质、阴虚质、痰湿质、湿热质、血瘀质、气郁质和特禀质九个类型，医生如果在临诊时先对患者体质有个初步判断，可以给后续望闻问切和病机诊断提示方向。

平和质（A型）：体内各功能自身阴阳平衡，各子系统功能之间亦均衡，表现为体形匀称健壮，体态适中，性格随和开朗。面色红润、精力充沛，面色、肤色润泽，头发稠密有光泽，目光有神，鼻色明润，嗅觉通利，唇色红润，不易疲劳，精力充沛，耐受寒热，睡眠良好，胃纳佳，二便正常，舌色淡红，苔薄白，脉和缓有力。对自然和社会环境适应能力强，平素少患病，遇到刺激后，应激和防卫反应适度，并有合理的演进转归曲线。

气虚质（B 型）：体内各种功能的水平低下，中医称气虚的一类。主要表现有易疲乏、精神不振、活力不足，易出汗，气短，肌少而松软，语音低弱。对外界环境适应能力差，不耐风寒暑湿，易感冒，内脏下垂等；病后康复慢。

阳虚质（C 型）：也是体内各功能水平低下，是中医称阳虚的一类，临床以畏寒怕冷、手足不温、喜热饮食、精神不振等虚寒表现为主要特征。易有肿胀、泄泻等病；同样对外界环境适应能力差，耐夏不耐冬，易感风寒湿。与气虚型的最主要差别是怕冷，他们不但功能低下，而且循环灌注不足。

阴虚质（D 型）：机体功能的强度与功能储备不相适应，活性强而储备不足，所谓阴液亏少，临床以口燥咽干、鼻微干、喜冷饮、大便干燥、手足心热等虚热表现为主，体形偏瘦。易患虚劳、失精、睡眠障碍等，耐冬不耐夏；防卫免疫反应常较强烈，但不持久，很快转入抑制和衰竭。

痰湿质（E 型）：临床表现主要有形体肥胖、腹部肥满、多汗且黏，胸闷，痰多，口黏腻等，中医称痰湿。相当于现代医学以糖、脂代谢障碍为主要特征。

湿热质（F 型）：特征是形体中等或偏瘦，但身重困倦；以多类腺细胞分泌平衡异常为临床主要特征，黏液和油脂分泌旺盛，含水较稀薄液体的分泌减少，临床见面垢油光，易生痤疮；口腔分泌少，口苦口粘；大肠液以黏液分泌为主，大便黏滞不畅或燥结，这些情况在中医称湿热内蕴。小便短黄，男性易阴囊潮湿，女性带下增多，舌质偏红，苔黄腻。

血瘀质（G 型）：中医以肤色晦暗、舌质紫黯、易出瘀斑、口唇黯淡，舌黯或有瘀点，舌下络脉紫黯或增粗等表现为血瘀。从现代医学功能角度讲，这类型人群的循环动力不足，尤其是微循环血流缓慢。

气郁质（H 型）：以形体消瘦、神情抑郁、情感脆弱、烦闷不乐、性格内向不稳、敏感多虑等表现为主要特征，中医称气机郁滞，相应于现代医学的神经官能症，是中枢神经的介质平衡发生偏移。

特禀质（I 型）：与现代医学中过敏体质和遗传疾病相当，因遗传、代谢原因，或防卫和免疫反应过激，临床有重症哮喘、自身免疫病等；或患遗传病、有生理缺陷或畸形等。

中医依据望闻问切的诊察手段对体质作出基本辨认，由此根据不同人群易患疾病的知识，可进一步获取诊断和治疗的方向，这对西医师是好的启示。

八、中医临床症候群

中医传承数千年，其中有不可或缺的理论，更有大量的临床观察和经验积累。在中医理论的指引下，以张仲景、金元四大家等为突出代表的历代大医将观察到的症状按照阴阳、虚实、寒热、表里的八纲结合脏象等理论进行归纳，对常见病态归纳成众多临床症候群，并冠以某种病机的诊断，如以脏象理论作为线索的心肾不交、脾胃不和、肝气犯胃、肝火犯肺、肝风内动、肺热内陷、脾肺两虚、心肝火旺、心肝血虚、肝血不足、肝郁气滞、命门火衰、阴血不足等，也有以燥湿、痰饮、气滞、血瘀为线索的，有以六经为线索的等，一定的病机诊断通常对应于某种症候群。这些症候群不能对应现代医学概念上的病理解剖学诊断，而是对某种相对稳定的病理生理状态进行的总结。在这些症候群的基础上结合临床经验，又更进一步提出相对稳定的"成方"和"验方"。成方、验方结合个体差异的药味剂量加减，成为历代乃至今人中医临床的基础。

值得注意的是，先人们并不排斥在同一人身上同时出现多种症候群的混合，如心阴虚合并心阳虚，肝阳上亢合并肾水不足等，他们常能通过一些西医并不重视的临床现象，如舌尖红赤、倦怠易疲、肢冷汗出、口淡不渴等，就能抓出支持他们病机诊断的要害。

所有症候群的总结以及症候群基础上的经方、验方，都是前人智慧的结晶，对它们进行现代医学基础上的研究是中西医结合的重要方面，尤其在临床应用上，必将极大推动人民健康事业的发展。

以下是部分常见症候群。

1. 阴虚

前文体质学说中有阴虚质（D 型），人群中发生率颇高，古医朱丹溪称人体阳常有余，阴常不足。

阴虚指阴液不足，不能滋润，不能制阳引起的系列病理变化及证候。从现代病理生理角度理解，人体的功能有储备和活性两部分，储备是物质能力，活性是对储备调用，阴虚是储备不足以支持相应功能的活性，功能貌似亢奋但能量储备不足。若从循环血流角度认识，阴虚患者组织中的血流总量常多，但小动静脉间短路开放，而真毛细血管网内的微循环灌注未必充足。从腺细胞分泌角度看，多种腺细胞分泌（如消化腺）减少，但少数（如黏液腺、某些内分泌细胞等）则可能异常性增加。从生命中枢调控角度看，中枢的交感类活性亢奋活跃，但副交感类活性不足，副交感的不足使交感亢奋失去调节（见 08 应激反应和功能储备）。

储备不足以支持活性，活性失去控制的这种不平衡可能有全身性的普遍表现，也可能以某个局部表现为主，因此临床有多种症候群。

中医对阴虚临床症候的总结是：

一般证候：低热、颧红、手足心热、舌红少津，脉象细数，午后潮热、五心烦热、盗汗、形体消瘦，尿黄便干等；神烦气粗，体质虚衰、心悸气短、头晕眼花、精神状态差等机能亢进。

极端情况称亡阴，为危重证候，症状为：汗热而黏、呼吸短促、身畏热、手足温、躁妄不安、渴喜冷饮，或面色潮红、舌红而干、脉细数无力。此属储备、包括体液的大量消耗而表现出阴津枯涸的状态。

局部阴虚有：

呼吸道（肺阴虚）：咽干口燥、慢性咳嗽，干咳或痰量少质黏，可能痰中带血，声音嘶哑，全身症状有舌红少津、脉象细数、颧红、午后潮热、夜间盗汗、五心烦热、形体消瘦等。提示各种原因（主要应该是炎症）的肺组织充血但肺泡组织间液量少，所谓肺内实热或燥热、津液不足，临床多见于慢性消耗如结核后期。

循环功能（心阴虚）：表现在大血管循环部分有心悸、脉细数；手足心热，舌尖红少苔，面色无华，或两颊局部发红。

神经系统（心阴虚）：心烦失眠、多梦健忘，头晕、耳鸣目眩等。

消化功能（脾胃阴虚）：胃肠运动和消化乏力（运化无力），胃脘胀闷，纳呆，隐隐作痛，饥不欲食，食后腹胀，干呕呃逆，口燥咽干，大便闭结，口淡乏味，涎少唇干。

代谢功能表现（肝阴虚）：肝内多种蛋白和基础物质代谢能力降低，对机体各组织所需合成底物的供应减少，而循环血流中异常介质增多，头晕烦热，耳鸣，面部烘热或颧红，两目干涩，视力减退，或胁肋隐隐灼痛，易疲劳、免疫低下、肢体麻木、筋脉拘急，严重者手足抽搐蠕动（扑击样震颤是极严重终末期表现）。

内分泌功能（肾阴虚）：腰膝酸软，面色暗黑，或黑色素沉着，黄褐斑、蝴蝶斑滋生；毛发不荣，爪甲枯脆；性欲亢奋，遗精，女子经少或闭经，或崩漏，月经不调、不孕，过早进入更年期及更年期重度困扰等。

泌尿功能（肾阴虚）：小便黄少。

中医认为，阴虚多由各种原因的储备过度消耗，如热病感染后（如结核）、长期低热，或五志过极、房事不节、过服温燥之品等，导致日久伤耗阴液（储备），因而不能支撑机体对功能的亢进要求。所谓阴不制阳，则阳热之气（功能）相对偏旺而生内热，临床观察在循环和腺细胞分泌中有较多表现，出现虚热干燥不润、津液亏虚、虚火躁扰不宁等证候。

阴虚可与下文的阳虚同时存在，或互为因果，表现为气阴亏虚证、阴阳两虚证。

2. 阳虚

对应体质理论中的阳虚质（C型），临床也常见。

中医的阳气虚是阳热不足，临床突出表现为虚寒，对应现代医学的知识是中枢交感类调节功能兴奋性低下。临床表现主要是机体或局部组织的细胞代谢活性降低因而机能减退，同时组织微循环中血流量减少，毛细血管壁功能减退、通透性增加、组织间液增多等。

中医学描述的阳虚一般证候有：畏寒肢冷、面色苍白、倦怠懒言，神疲乏力，舌胖而淡，苔白滑润，大便溏薄、小便清长、脉沉微无力等。

与阴虚一样，阳虚在机体中的存在既有全身性表现，也可能偏重某些局部，中医按脏象学说总结有各脏腑阳虚的症候群。

心阳虚的表现有两类：

循环衰弱：症候主要有心悸、心慌、怔忡，有空虚感，心胸憋闷或疼痛暴作，气短息促、自汗乏力、面色㿠白、唇色紫暗、脉细弱或沉细迟或结代等，这些症状源于泵功能动力不足、心肌缺血、心律紊乱和组织灌注不足。苔白滑、舌淡而胖或舌体胖大，受牙齿挤压而出现齿痕，这是微循环障碍，多余水分蓄积体内，导致舌体胖大。急症情况有所谓心阳暴脱，这应是急性循环衰竭的症候，汗出肢冷，大汗亡阳，似是低血量性休克，面色浮红，脉虚数或浮大无根等，可能是分布性休克的表现。舌质偏红、舌苔腻浊，脉细数无力或浮大无根，喘急不能卧，心气贯脉不匀，兼见胸部闷窒、胸满闷痛等，是急性心肌缺血和心力衰竭的表现。

中医心阳虚的第二类符合中枢神经系统的功能减退，出现精神不振、萎靡懒动、迷蒙多睡、失眠多梦，心神不宁等症候，是中枢脑神经元细胞功能低下的表现。

肝阳虚：症候有头晕目眩，女子乳房胀痛，少腹冷痛，月经不调或崩漏，男子阳痿，懈怠疲劳，忧郁胆怯，情绪抑郁，这些症状应与现代医学肝脏对各类激素灭活的代谢异常所导致的内分泌代谢紊乱和血液循环介质毒素的清除障碍相类似。结合对比肝阴虚，是又一类型的代谢底物合成与灭毒排泄异常。

脾阳虚：脾胃阳虚是中医阳虚证候中最常见的类型，症状有食欲不振，口淡不渴、恶心呃逆、完谷不化、干呕和大便稀溏、嗳腐吞酸，常有腹痛腹胀，喜温喜按。这在现代医学中与胃肠运动、消化、吸收功能的低下可相对照。

肾阳虚：按照描述和临床似也可分为多类。

命门火衰：见腰膝酸软，腰膝酸冷，精神不振，怯寒畏冷。男子阳痿早泄，懈怠疲劳，忧郁胆怯，情绪抑郁。女子性功能衰退，经量少、不调或崩漏，宫寒不孕，乳房胀痛，少腹冷痛。现代医学各种系统内分泌从它们对代谢的影响似可分为两类，促蛋白合成和分解，命门火衰的一类应是促发育促生长促蛋白合成类激素的分泌衰减，以致相关功能的能力低下。

泌尿功能障碍为主要表现的肾阳虚：小便频数清长、夜间多尿，或癃闭不通，小便不利，喘促水肿。

肺阳虚：多涉及呼吸动力和分泌防卫功能，呼吸无力，声低懒言，咳嗽气短，咯吐涎沫，质稀量多，白沫痰、呼吸气冷。自汗，自觉背寒，易感风寒，或稍作劳累即喘促，气短。与现代医学对照有呼吸肌动力不足、肺组织血流灌注减少、肺毛细血管渗透性增加、肺间质及肺泡组织间液量增多、气道腺细胞分泌液稀薄和呼吸道防卫能力降低等症状。全身症状有血行滞缓、肢体欠温，精神萎靡，面色晦暗或㿠白，口淡不渴，组织灌注不足等，机体多种功能的活性降低。

肝阳不足：症候有头晕眼花，耳鸣，目干畏光，急躁易怒等，类似于现代医学肝细胞代谢和减毒功能减退。

肝肾阳虚：症候有腰酸腿软，肢体畏寒，少腹拘急，小便不利或频数，舌质淡胖，尺脉沉细；及痰饮喘咳，水肿脚气，消渴，久泄。已是多种功能的低下，是全身性阳虚症候群的一种。

3. 寒热病症候群

中医对感染性疾病也总结了诸多症候群，并进一步发展了针对这类疾病的理论和治疗方法，其中最突出的有温病的"卫气营血"辨证，对此前文已与现代医学中炎症反应四阶段作了对照。温病理论中重点提出热证寒证、实证虚证和表证里证，以此为纲总结出多种症候群。

"热"在现代医学中对应血流高动力和代谢高分解，"寒"则相反。寒热可以是全身性的，也可以主要在局部。表里分别指临床症状表现主要是全身防卫应激的一般症状或是已有体内主要生命功能的累及，"表"常是疾病初起，里症则已迁延。虚实的辨证中，功能增强是所谓的"阳气旺盛"，血供足且功能强是"实证"，功能低、血供储备不足是"虚证"。

九、中药

中药是从神农到李时珍等历代先人给我们留下的又一宝贵财富。中药都是自然界天然成分，它们与组成人体的物质是自然界同一来源，中药成分与人体结构成分有同源性，具备参与调节体内功能的潜在能力。

中药的使用看似粗糙和原始，还有君臣佐使的人为设定，但数千年的应用史证明了它们的有效性。在目前尚未充分了解单味药的药理作用及综合熬制后的成分变化时，仍需按中药学传统认定，按其入经沉降等加以临床应用。象青蒿素这样的例子毕竟只是开发中药宝库的个案。

十、结语

近年来，现代医学已开始重视对人体功能的研究，虽受细分科的局限，还多是对各个脏器个别的观察和总结，还缺少对整体和各子系统间相关联部分的研究，但这个过程已经开始，中医方面也有试图用现代技术探索中医理论的科学基础。

人体功能学及临床病理生理学可能是推进中西医结合的平台，

在这个平台上将中医理论与现代医学相对照，应能相得益彰，若能如此，现代医学可以扩充自己的视野，从中医长期的实践经验中获取对许多疾病的更深刻的认识和更多的治疗方案，中医学也能得到现代医学知识的滋养，从而具有更坚实的科学基础，并得到进一步的发展和提高。

出版者后记

Postscript

　　科学技术文献出版社自 1973 年成立即开始出版医学图书，50 余年来，医学图书的内容和出版形式都发生了很大的变化，这些无一不与医学的发展和进步相关。"中国医学临床百家"丛书从 2016 年策划至今，感谢 1000 余位权威专家对每本书、每个细节的精雕细琢，现已出版作品数百种。2018 年，丛书全面展开学科总主编制，由各个学科权威专家指导本学科相关出版工作，我们以饱满的热情迎来了"中国医学临床百家"丛书各个分卷的诞生，也期待着"中国医学临床百家"丛书的出版工作更加科学与规范。

　　近几年，中国的临床医学有了很大的发展，在国际医学领域也开始崭露头角。以首都医科大学附属北京天坛医院牵头的 CHANCE 研究成果改写美国脑血管病二级预防指南为标志，中国一批临床专家的科研成果正在走向世界。但是，这些权威临床专家的科研成果多数首先发表在国外期刊上，之后才在国内期刊、会议中展现。如果出版专著，又为多人合著，专家个人的观点和成果精华被稀释。为改变这种零落的展现方式，作为科技部主管、中国科学技术信息研究所主办的中央级综合性科技出版机构，我们有责任为中国的临床医师提供一个系统展示临床研究成果的舞台。为此，我们策划出版了这套高端医学专著——"中国医学临床百家"丛书。

"百家"既指临床各学科的权威专家，也取百家争鸣之义。

丛书中每一本书阐述一种疾病的最新研究成果和专家观点，按年度持续出版，强调医学知识的权威性和时效性，以期细致、连续、全面展示我国临床医学的发展历程。与其他医学专著相比，本丛书具有出版周期短、持续性强、主题突出、内容精练、阅读体验佳等特点。在图书出版的同时，同步通过万方数据库等互联网平台进入全国的医院，让各级临床医师和医学科研人员通过数据库检索到专家观点，并能迅速在临床实践中得以应用。

在与作者沟通过程中，他们对丛书出版的高度认可给了我们坚定的信心。北京协和医院邱贵兴院士说"这个项目是出版界的创新……项目持续开展下去，对促进中国临床学科的发展能起到很大作用"。我们感谢这么多临床专家积极参与本丛书的写作，他们在深夜里的奋笔，感动着我们，鼓舞着我们，这是对本丛书的巨大支持，也是对我们出版工作的肯定，我们由衷地感谢作者的支持与付出！

在传统媒体与新兴媒体相融合的今天，打造好这套在互联网时代出版与传播的高端医学专著，为临床科研成果的快速转化服务，为中国临床医学的创新和临床医师诊疗水平的提升服务，我们一直在努力！

科学技术文献出版社

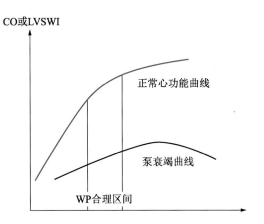

彩插 1 Frank-Starling's 心功能曲线临床应用示意图
（见正文第 6 页）

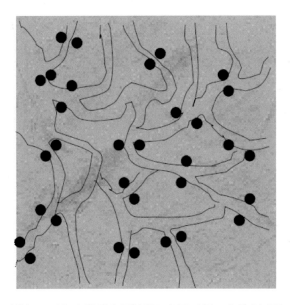

彩插 2 毛细血管网中平滑肌示意图（见正文第 21 页）

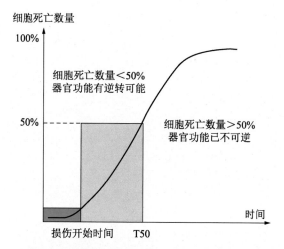

彩插 3　半数细胞死亡时间曲线（见正文第 24 页）

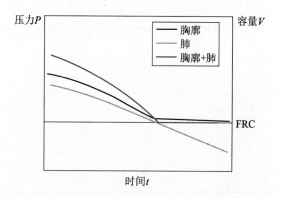

彩插 4　胸廓与肺弹性回缩力与相应肺容量示意图
（见正文第 54 页）